DU DÉBUT

DE LA

TUBERCULOSE PULMONAIRE

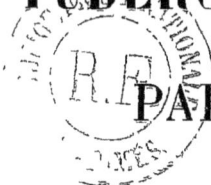

PAR LES SÉREUSES

PAR

Léon VIDAL

DOCTEUR EN MÉDECINE

LAURÉAT DE LA FACULTÉ DE MÉDECINE

MÉDAILLE D'ARGENT (Concours 1902. — 4ᵉ Année)

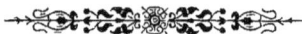

MONTPELLIER

IMPRIMERIE DELORD-BOEHM et MARTIAL

ÉDITEURS DU MONTPELLIER MÉDICAL

1903

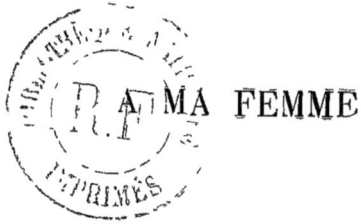

A MA FEMME

A MON FILS

Léon Vidal.

A MES MAITRES :

MONSIEUR LE PROFESSEUR GRASSET
ASSOCIE NATIONAL DE L'ACADEMIE DE MÉDECINE
CHEVALIER DE LA LEGION D'HONNEUR

MONSIEUR LE PROFESSEUR AGRÉGÉ RAUZIER

LÉON VIDAL.

DU DÉBUT

DE LA

TUBERCULOSE PULMONAIRE

PAR LES SÉREUSES

INTRODUCTION

« Tout ce qui touche au début de la tuberculose offre un grand intérêt pour les cliniciens ; dans le début, en effet, et dans le début seul, réside le salut du traitement [1] ». Cette phrase résume et le sujet et le but de notre travail. C'est en effet un début particulier de la tuberculose pulmonaire que nous voulons étudier et l'utilité d'une telle étude que nous voulons essayer de démontrer.

Ce serait une erreur de croire que, dans la très grande majorité des cas, la tuberculose frappe d'emblée le poumon. Il suffit d'interroger avec quelque soin les antécédents des tuberculeux que l'on a l'occasion d'examiner pour s'apercevoir bien vite qu'un grand nombre de ces malades, avant leur tuberculose pulmonaire, ont déjà présenté dans leur existence

---

[1] GRASSET. — Leçons de clinique médicale. t. II. p. 582.

d'autres localisations bacillaires. Fait intéressant et curieux, mais bien connu, ces localisations ont souvent eu pour siège les diverses séreuses. En d'autres termes, la tuberculose a accompli deux étapes chez les sujets dont nous parlons ; elle n'est arrivée aux poumons qu'après avoir frappé les séreuses.

C'est l'étude de ce mode de début de la tuberculose pulmonaire que nous avons choisie comme sujet de notre travail inaugural, sous l'inspiration de Mr le professeur Grasset.

Cette étude est intéressante, non seulement par la fréquence des cas qui s'y rapportent, mais encore par les déductions pratiques qui en découlent, comme nous le verrons par la suite. De plus, c'est un sujet qui, quoique vieux (peu de questions ont été aussi approfondies que celles ayant trait à la tuberculose), est plein d'actualité grâce à ces nouvelles méthodes de recherches écloses depuis peu, qui, ayant toutes pour but de dépister de bonne heure la tuberculose, trouvent la majeure partie de leurs applications dans la tuberculose des séreuses.

Nous avons divisé notre travail en quatre parties : Dans la première nous nous demandons comment le bacille de Koch arrive primitivement aux séreuses, quelles sont les voies qu'il peut suivre.

Dans la deuxième, après quelques généralités sur la tuberculose des séreuses, nous passons en revue les diverses séreuses et montrons par des exemples que toutes sont susceptibles d'être envahies par le bacille de Koch primitivement et que toutes peuvent servir de première étape à la tuberculose pulmonaire. C'est dans cette partie que nous donnons le plus grand nombre de nos observations.

Dans la troisième, nous nous occupons de la tuberculose pulmonaire consécutive à la tuberculose des séreuses et des

particularités qu'elle peut présenter. Dans ces trois premières parties, en somme, nous envisageons les trois phases de
cette tuberculose que nous pouvons appeler :

1° La phase pré-séreuse.

2° La phase séreuse.

3° La phase post-séreuse ou pulmonaire.

Dans notre quatrième et dernière partie, nous essaierons
enfin de montrer tout l'intérêt et toute l'importance, au point
de vue pratique, d'une pareille étude. Ces tuberculoses des
séreuses ayant en effet d'une façon générale un pronostic
favorable, nous serons amené à montrer qu'une thérapeutique bien comprise devra avoir de merveilleux résultats
grâce à un diagnostic précoce.

PREMIÈRE PARTIE

VOIES D'INTRODUCTION DU BACILLE

Il est, croyons-nous, inutile de discuter encore sur la valeur de la loi de Louis, à savoir que « après quinze ans, il ne peut pas y avoir de tubercules dans un organe, s'il n'y en a pas dans le poumon ». Il est bien démontré en effet, aujourd'hui, que cette loi est en contradiction avec bon nombre de faits. L'étude des tuberculoses locales, mise au point par Friedlander [1] et si bien faite dans ces dernières années, est venue en démontrer la fausseté. Nous admettrons donc sans plus de discussion — les exemples que nous en donnons plus loin le prouvent amplement — que la tuberculose primitive des séreuses est fréquente et qu'elle précède souvent la tuberculose pulmonaire.

Une question se pose immédiatement : Comment le bacille arrive-t-il jusqu'aux séreuses, celles-ci étant anatomiquement des sacs absolument clos ? Ce n'est certes pas chose facile de toujours y répondre, et on peut avec Conheim [2] dire qu'il n'est pas possible dans chaque cas d'indiquer quand

---

[1] FRIEDLANDER.— Ueber locale Tuberculose—Volkmann's, Sammlung, Klinische Vortrage 1873, Nr 64, cité par Straus. — La tuberculose et son bacille, p. 49.

[2] CONHEIM.— Die Tuberculose, Von Standpunkte der Infections lehre, 2e édit 1881 p. 44, cité par Berquet: Etiologie générale de la tuberculose, th. de Lille 1895-96 p. 42, N° 132.

et comment l'infection a eu lieu. Ici plus qu'ailleurs, on peut parler du « mystère étiologique » (Kelsch)[1].

A la rigueur, on pourrait admettre la contagion directe ; malgré le défaut de communication des séreuses avec l'air extérieur, il pourrait arriver, par exemple, que des bacilles de Koch soient transportés dans une plèvre ou un péritoine par un trocart malpropre ; mais outre que ce mode de contagion est peu probable, nous ne pensons pas qu'il doive entrer en ligne de compte dans notre exposé, vu le petit nombre des cas qui pourraient lui être redevables de leur tuberculose, si tant est qu'il en existe. A cette contagion directe cependant pourraient se rattacher les expériences de Dobroklonski[2] ; cet auteur a montré que les bacilles sont capables de traverser les muqueuses saines sans faire de lésions appréciables. Nous aurons l'occasion d'en reparler.

Restent trois autres modes de contagion beaucoup plus importants, que nous allons passer en revue :

I Propagation par les cellules migratrices.

II   —   — la voie lymphatique.

III   —   —   — sanguine.

Disons tout de suite que c'est le troisième mode qui nous arrêtera le plus longtemps et sur lequel nous insisterons le plus longuement.

---

[1] KELSCH, cité par Kriss — congrès pour l'étude de la tuberculose, 4e Session 1898 p. 763

[2] DOBROKLONSKI. — De la pénétration des bacilles tuberculeux dans l'organisme. — Archives de Médecine expérimentale 1898, p 763.

CHAPITRE PREMIER

Propagation par les cellules migratrices

La faculté pour les bacilles d'être transportés loin de leur porte d'entrée par des cellules migratrices a été bien vue et bien étudiée par Koch, qui y a insisté dans un travail important[1].

Pour cet auteur, que le bacille soit inhalé dans le poumon, avalé dans le tube digestif ou qu'il soit entré dans la peau par une plaie, on observe toujours qu'il reste pendant quelque temps localisé dans ce premier point ; puis à un moment donné, il est englobé par la cellule migratrice ; celle-ci chargée de son microbe s'arrête après une migration de peu de durée, parce que sous l'influence du microbe elle meurt et perd sa mobilité. Le microbe, réduit alors à ses seules forces et ne pouvant plus se mouvoir s'implante dans ce point et fait souche.

Si l'on admet ce transport du bacille au moyen des cellules migratrices on s'explique facilement l'invasion de l'organisme dans la plupart des cas : dans le cas, en effet, où la cellule doit se mouvoir exclusivement par sa propre force dans les tissus, elle ne tarde pas à s'arrêter et le foyer secondaire

[1] Koch. — Etiologie der Tuberculose in Mitheilungen, Von Kaiserlichen, Gesundheisamte, aus dem Dr Struck, cité par Verchère : Portes d'entrée de la tuberculose th. de Paris 1884, p. 14.

n'est pas éloigné du premier ; dans les cas, au contraire, où elle pénètre dans le courant lymphatique, celui-ci la transporte au loin, elle arrive aux ganglions dans lesquels le bacille s'arrête pour pulluler ; enfin, lorsqu'elle peut arriver jusqu'au canal thoracique, la cellule migratrice pénètre dans le courant sanguin, et le bacille avec elle.

Dans cette théorie, il faut distinguer deux catégories de faits : ceux dans lesquels la cellule migratrice est seule en jeu et ceux dans lesquels elle n'est qu'un intermédiaire servant à transporter le bacille de l'extérieur dans le milieu lymphatique ou sanguin.

Comme le dit Koch, la cellule migratrice à elle seule n'est capable de transporter le bacille qu'à une petite distance. Si, en effet, il est facile de comprendre qu'un bacille qui se trouve dans le poumon ou l'intestin puisse être ainsi transporté dans la plèvre ou le péritoine, il est plus difficile de comprendre le même transport quand il s'agit d'une séreuse articulaire, des méninges ou même du péricarde. Aussi, dans ces cas, Koch fait-il intervenir le courant lymphatique ou sanguin, et nous nous trouvons ramenés aux deux autres voies de propagation qu'il nous reste à étudier.

CHAPITRE II

Propagation par la voie lymphatique

Le réseau lymphatique est certes un chemin que suit souvent le bacille de Koch pour envahir les séreuses. A cela rien d'extraordinaire du reste, puisque les séreuses ne sont que de grands sacs lymphatiques et comme telles appartiennent au même système. On comprend dès lors facilement que des bacilles entraînés dans le courant lymphatique aillent directement, ou après s'être arrêtés dans les ganglions infecter les séreuses. Mais une objection, non décisive il est vrai, vient de suite à l'esprit : c'est que les bacilles, dans bien des cas, auront à remonter le sens du courant lymphatique pour arriver à leur but, alors que d'une façon générale, les agents pathogènes marchent dans le même sens que la lymphe, mais, comme nous le disions quelques lignes plus haut, ce n'est pas une raison suffisante pour enlever toute son importance à cette voie d'apport. Cependant Sicard [1], qui a étudié la méningite tuberculeuse expérimentale, n'est pas disposé à l'admettre pour ce qui est des méninges. Il se fonde sur les raisons suivantes : « Il n'existe pas, dit-il, de canalisation directe entre les gaînes lymphatiques péri-vasculaires des centres nerveux et les canalicules lymphatiques de la circulation lymphatique générale. On ne saurait ainsi

[1] Sicard. — Méningite tub. expérimentale. — Presse méd. 1900, p. 67.

soutenir que le bacille de Koch, parti d'un ganglion médias-
tinal ou cervical, puisse se propager de proche en proche et de
plus cheminer d'une façon rétrograde jusqu'aux gaînes lymphatiques cérébrales. Ces voies indirectes ne sont ni assez
sûres, ni assez larges, il existe trop de relais en chemin. »

Nous avons parlé incidemment des affinités qui unissent
les séreuses au „stème lymphatique. Disons à ce propos
que nous aurions pu, en raison même de ces affinités, envisager notr sujet à un point de vue plus général et, ainsi
que nous le conseillait un de nos maîtres à qui nous faisions
part du sujet de notre thèse, traiter du début de la tuberculose pulmonaire par les lymphatiques C'était, en effet,
chose possible et raisonnable, mais, somme toute, comme
les séreuses forment dans le système lymphatique des organes suffisamment spécialisés, nous avons préféré nous en
tenir à notre sujet ainsi limité, le trouvant suffisamment
vaste comme cela

Comme conséquence de cette parenthèse que nous venons
d'ouvrir, nous retiendrons seulement ce fait qui pourra nous
servir: c'est qu'un individu qui a eu des ganglions tuberculeux dans l'enfance et qui plus tard fait une localisation
séreuse peut être envisagé comme ayant présenté non deux
affections tuberculeuses différentes, mais deux phases dans
la tuberculose d'un même appareil.

CHAPITRE III

Propagation par la voie sanguine

Nous arrivons maintenant à la voie sanguine, ce n'est certes pas la plus communément admise, loin de là; c'est cependant sur elle que nous allons nous appesantir davantage, car seule, elle peut expliquer la pathogénie de la tuberculose de toutes les séreuses, et nous la regardons, quoi qu'on en dise, comme beaucoup plus fréquemment suivie qu'on ne le croit en général; c'est du reste ce qui ressort des travaux et des recherches entrepris dans ces tout derniers temps. Qu'on ne nous fasse pas dire toutefois que nous admettons cette voie à l'exclusion des autres, ce serait une grosse erreur.

Pour plus de clarté dans notre exposé, nous allons d'abord montrer qu'on trouve le bacille de Koch fréquemment dans le sang, plus fréquemment que ne le disent les auteurs classiques; nous parlerons ensuite de l'infection sanguine tuberculeuse, nous dirons comment on peut la comprendre et nous montrerons tout le parti à en tirer pour la défense de notre thèse.

(a) *Présence du bacille de Koch dans le sang.* — Cette question a été souvent agitée et résolue différemment depuis le jour où Koch fit connaître sa découverte. Les auteurs sont unanimes pour nous dire que le bacille tuberculeux ne se trouve que d'une façon excessivement rare dans le sang et dans des cas tout à fait exceptionnels, la granulie par exemple : « Le sang n'est pas l'habitat naturel du bacille de Koch, disent Malvoz et Brouwier [1] ».

Cependant la liste des auteurs qui l'y ont trouvé est assez longue. Weichselbaum [2] a pu constater par l'examen micros- copique la présence du bacille de la tuberculose dans le sang d'individus morts de tuberculose miliaire aiguë ; cet auteur pense que la même constatation aurait pu être faite pendant la vie des malades.

Meisels [3], Lustig [4], ont eu, eux aussi, des résultats positifs dans des cas de tuberculose miliaire aiguë et deux fois l'ob- servation fut faite pendant la vie.

Dans deux cas où le diagnostic était indécis entre la tuberculose aiguë et la fièvre typhoïde, Rutimeyer [5] retira par ponction du sang de la rate et y trouva du bacille de Koch, l'examen des crachats avait été négatif.

Sticker [6], Bergkammer [7], Ulcacis [8], Doutrelepont [9], sont arrivés au même résultat.

Durand-Fardel [10], dans un cas de tuberculose glomérulaire du rein, a vu des bacilles dans les vaisseaux sanguins, c'est-

---

[1] MALVOZ et BROUWIER. — Annales de l'Institut Pasteur 1889 p. 154.

[2] WEICHSELBAUM, [3] MEISELS. [4] LUSTIG. — Ueber Tuberkelbacillen im Blute bei allgem. acuter Miliartuberculose. — Wiener med. Wochenschr. 1884 n° 12, 13, 39, 40, 48 ciés par Straus : La tuberculose et son bacille p. 662 et suivantes.

[5] RUTIMEYER. [6] STICKER. — Ueber das Vorkommen von Tuberkelbacillen im Blut bei allgem-acuter Miliartuberkulose — Centralbl. f. Klin. Med. 1885 n° 21 et 26 cités par Straus loc. cit. m p.

[7] BERGKAMMER. — Virchow's archiv. 1885 Bd. 102 p. 397, cité par Straus loc. cit. m. p.

[8] ULCACIS. — Sulla presenza del bacillo tuberculare nel sangue. — Gazz. degli ospedali 1885 n° 24, cité par Straus loc. cit. m. p.

[9] DOUTRELEPONT. — Fall von Meningitis tuberculosa, nach Lupus; tuberkel- bacillen im Blute. — Deutsche med. Wochenschr. 1885 p. 98 in Archives géné- rales de méd. 1885 t. I p. 736.

[10] DURAND-FARDEL. — Archives de physiologie 1886, t, VII p. 393.

à-dire, pour nous servir de ses propres termes « dans leur voie de transmission », et ce même auteur ajoute : « Sans être accusé de généraliser trop rapidement sur un seul cas, nous pensons que cette constatation faite sur une pièce pathologique en l'absence de toute expérimentation est suffisante pour établir l'enchaînement des faits et légitimer l'hypothèse émise à priori par beaucoup d'auteurs de la propagation des bacilles par les vaisseaux dans la tuberculose miliaire aiguë ».

A côté de ces auteurs qui ont trouvé le bacille lui-même, il en est d'autres qui, sans être aussi heureux, ont montré d'une façon irréfutable pour ainsi dire que l'infection sanguine devait exister.

C'est ainsi que Ponfick[1] a trouvé la face interne du canal thoracique envahie par des nodules tuberculeux Cohn[2] fit la même constatation.

Weigert[3] signale l'existence de tubercules à la surface interne des veines pulmonaires et de la veine splénique.

Mügge[4], Hanau[5], observent des lésions identiques.

Koch[6], dans une autopsie, trouva une tuberculisation des ganglions bronchiques. Les artérioles de ces ganglions étaient entourés de tubercules extrêmement riches en bacilles qui en certains points pénétraient jusque dans la lumière du vaisseau.

---

[1] PONFICK. — Ueber die Entstehungs - und Verbreitungs - Wege der acuten Miliartuberkulose Berlin. Klin. Woch 1887 p. 673 cité par Straus *loc. cit.* m. p.

[2] COHN. — Semaine médic. 1896 p. 183.

[3] WEIGERT. — Ueber Venentuberkel und ihre Beziehungen zur tuberkulosen Blutinfection. — Virchow's arch. 1882 Bd. 88 p. 307 et Neue Mitheil. ub. die Pathogenie der acert. Miliartub. — Deutsche med. Woch. 1883 p. 349 cité par Straus *loc. cit* m. p.

[4] MUGGE. — Virchow's Arch. 1879, Bd 76 p. 243 cité par Straus *loc.cit.* m. p.

[5] HANAU. — Virchow's Arch. 1887 Bd. 108 p. 221 cité par Straus *loc. cit.*

[6] KOCH. — Cité par Straus in eodem loco.

2

Il est à remarquer que toutes ou presque toutes les ob=
servations de ces auteurs se rapportaient à des cas de tuberculose miliaire aiguë, et Benda[1] proposa même de rem-
placer cette dénomination par celle de *Bacillemie*.

En présence de ces faits, les auteurs ne pouvaient man=
quer de rechercher si le bacille de Koch ne passait pas de
la mère au fœtus quand les conditions s'y prêtaient ; c'est
ce qui fut fait et les résultats positifs dans ce nouveau genre
de recherches ne manquent pas non plus. Citons comme les
plus connus ceux de Landouzy et Martin[2] et celui de
Schmorl et Birsch Hirschfeld[3]. Baumgarten[4], dès 1880,
avait fait paraître un travail sur l'hérédité de la tuberculose
et avait admis une hérédo-tuberculose analogue à l'hérédo-
syphilis. Nous reviendrons sur cette idée un peu plus loin
et nous verrons alors que l'hérédité directe dans la tuberculose n'est pas aussi invraisemblable actuellement que ce
qu'elle le paraissait, il y a seulement quelques mois.

L'expérimentation, elle aussi, venait confirmer cette présence du bacille dans le sang ; depuis Villemin on sait que
le sang des tuberculeux est capable de transmettre la maladie par inoculation. La tuberculose est inoculable avec le
sang à la façon des maladies virulentes les mieux caracté-
risées. Dans les tuberculoses expérimentales que l'on pro=
voque chez les divers animaux, il est relativement facile de
retrouver le corps du délit dans leur sang.

Enfin, une autre preuve de cette présence du bacille de

[1] BENDA — Untersuchungen uber Miliartuberkulose, Berlin, Klin, Woch, 1884
n° 12.

[2] LANDOUZY et MARTIN. — *Revue de Médecine*, 1883, p. 1014.

[3] SCHMORL et BIRSCH HIRSCHFELD.— Passage du bacille tub. du sang maternel
au fœtus. Zieglers Beitrage zur Path. Anat. IX, 428, 1891, in Baret : Etiologie
de la tuberculose. Th. de Montpellier, 1891-92, p. 32, n° 53.

[4] BAUMGARTEN. — Ueber latente Tuberculose. Volkmann's, Sammlung. 1880,
n° 21 et Zeitschrift f. Klin. med. 1883, VI, p 71.

Koch dans le sang, c'est le danger que présenterait au point de vue de la transmission de la tuberculose le sang frais d'animaux, employé comme agent thérapeutique (Guinard de Lyon) [1] ou comme moyen de clarification des vins (Galtier de Lyon) [2].

Voilà certes beaucoup de résultats qui plaident dans le même sens, et certains auteurs comme Cuffer [3] pouvaient en inférer « que le microorganisme de la tuberculose est moins rare dans le sang des tuberculeux que ne le ferait supposer l'observation directe »; il ajoute plus loin, résumant ce que nous venons de dire : « Plusieurs raisons le prouvent: 1° la présence du bacille dans les caillots (Cornil) ; 2° les propriétés infectieuses du sang qui souvent font éclore la tuberculose expérimentale ; 3° la présence des granulations métastatiques dans certains organes, comme la glande thyroïde, la rate par exemple, qui ne peuvent avoir été infectées par le sang ».

Comment se fait-il donc, malgré la grande probabilité de cette invasion sanguine, que dans les recherches entreprises jusqu'ici, les faits négatifs soient beaucoup plus nombreux que les faits positifs. A cela, deux raisons, pensons-nous ; la première, c'est la difficulté et les imperfections de la technique pour déceler les bacilles ; la seconde, c'est la rapidité avec laquelle les bacilles disparaissent du sang. Jousset, tout dernièrement, a montré d'une façon saisissante la vérité de cette double assertion.

Grâce à sa nouvelle méthode d'investigation, l'inoscopie [4]

[1] GUINARD (de Dijon). — Congrès pour l'étude de la tuberculose, 1re session, 1888, p. 146.

[2] GALTIER (de Lyon), Ibid, p. 147.

[3] CUFFER. — Revue de Médecine, 1891, p. 532.

[4] JOUSSET. — Sur une nouvelle méthode de recherche des bacilles tub.. — Soc. méd. des Hôp. 9 janv. et Semaine méd. 23 janv. 1903.

il est arrivé à des résultats vraiment extraordinaires ; il a pu déceler le bacille dans le sang de tuberculeux, présentant diverses formes de la bacillose bien plus fréquemment que ses prédécesseurs :

Sur dix cas de tuberculose pulmonaire ulcéreuse chronique, il a eu deux cas positifs, sept négatifs et un douteux.

Sur huit cas de tuberculose à évolution aiguë, à localisations pulmonaire et extra-pulmonaire, il a eu quatre cas positifs, un cas négatif et trois cas douteux. Il appelle douteux — retenons bien ceci, en raison des attaques dont ces résultats ont été l'objet — tous les cas où l'inoscopie est en contradiction avec l'inoculation.

En prenant ces résultats en bloc, nous voyons que, dans dix-huit cas, le bacille a été présent dans six cas et absent dans huit ; les autres résultats ne sont affirmatifs ni dans l'un ni dans l'autre sens.

Aussi Jousset [1] conclut-il : « Les notions classiques doivent être légèrement réformées et formulées comme suit :

Le sang dans la tuberculose aiguë « est très fréquemment bacillifère, la moitié des cas au moins. Le sang dans la tuberculose chronique l'est rarement, mais il peut l être. »

A cette conclusion inattendue s'applique assez exactement cette phrase de Marfan [2] ; « Tandis qu'un fait positif bien observé constitue un argument indestructible, jamais un fait négatif n'aura la même valeur, car rien ne prouve qu'un jour, par les travaux d'un expérimentateur plus habile ou à l'aide d'un procédé plus parfait, ce résultat négatif ne se transforme en un résultat positif contre lequel rien ne prévaudra. »

Nous n'ignorons pas que beaucoup se sont montrés scep-

---

[1] JOUSSET. — Septicémies tuberculeuses. — Soc. méd. des Hôp. 1903 p. 519.
[2] MARFAN. — Tuberculose miliaire — Gazette des Hôpitaux 1887 p. 731.

tiques devant de si beaux résultats, et Bezançon, Griffon et
Philibert [1], qui poursuivent le même genre de recherches
que Jousset mais par une méthode différente : homogénisa-
tion du caillot, sont venus mettre en garde contre des causes d'erreur possible et en particulier contre celles dues à
ces fameux bacilles acido-résistants, qui, se trouvant un peu
partout, pourraient souiller les préparations et être pris pour
des bacilles tuberculeux à un examen trop sommaire.

Certes, c'est là une objection d'une importance capitale,
mais comme le pensent eux-mêmes les auteurs que nous
citons, la seule conclusion à tirer de tout cela, c'est qu'il ne
faut pas croire que ces méthodes vont pouvoir entrer de suite
dans le domaine de la pratique courante ; pour leur conser-
ver toute leur valeur, il faut les réserver à des personnes
expérimentées et habituées à ce genre de recherches.

Avant de parler des travaux de Jousset, nous aurions pu
citer ceux de Fournier et Beaufumé [2], qui ont trouvé des
bacilles de Koch dans l'urine, dans tous les cas de tuberculose à évolution rapide ou franchement aiguë qu'ils ont examinés.

Pour ce qui est de la rapidité avec laquelle les bacilles disparaissent du sang, nous avons aussi plusieurs documents.
Depuis les travaux de Wyssokowitsch [3] et de Von Fodor [4],
on sait que le sang se débarrasse rapidement des microogar-

[1] Bezançon, Griffon et Philibert. — Société de Biologie 1903 p. 203.

[1] — — — — Presse médicale 1903 p. 56.

[2] Fournier et Beaufumé. — Recherche du bac. de Koch dans l'urine. — Soc.
de Biol. 1902 p. 1258.

[3] Wyssokowitsch. — Ueber die Schicksale der in's Blut injicirten mikroorga-
nismen im Korper der Warmbluter — Zeitschrift für Hygiene 1886 I. p. 1 cité
par Firket in Rev. de Med. 1887 p. 5.

[4] Von Fodor. — Bacterien im Blute lebender Thiere — Archiv. für Hygiene
1886. IV. p. 129 — Neuere Versuche mit Injection von Bakterien in die Venen.
Deutsche med. Woch. 1886 n. 36 p 617 — cité par Firket in eodem loco.

nismes qu'on y injecte (ces auteurs n'ont pas expérimenté avec le bacille de Koch). Nocard [1] a montré que les bacilles de Koch, injectés dans les veines du lapin, disparaissent du sang au bout de peu de temps. Mais jusqu'ici on n'avait fourni que des faits expérimentaux, Jousset [2] le premier apporta des preuves empruntées à la clinique : « Chez deux jeunes filles entrées à l'hôpital Beaujon dans le service du professeur Debove, on diagnostiqua un embarras gastrique fébrile. Le séro-diagnostic ayant été plusieurs fois négatif, les malades ayant notablement maigri, je fus appelé à pratiquer la recherche du bacille de Koch. Elle fut d'abord positive, puis la fièvre, peu marquée d'ailleurs, étant tombée, un nouvel examen fut pratiqué inutilement, et les malades en apparence guéries, complètement apyrétiques, quittèrent l'hôpital peu après. »

« Des cas de ce genre, ajoute Jousset, légitiment pleinement la création des bacillémies telles que les a admises le professeur Laudouzy sous le nom de typho-bacillose, ou de fièvre infectieuse tuberculeuse ou de fièvre tuberculeuse prégranulique curable. »

De pareils faits, c'est incontestable, obligent à reprendre à la lumière de ces nouveaux documents la question des septicémies tuberculeuses. C'est ce que nous allons essayer de faire maintenant en montrant de quelle importance est pour nous cette question.

b) *Infection sanguine tuberculeuse*, — « De même qu'on peut être tabétique sans être ataxique, de même on peut être bacillaire sans être tuberculeux. Je vous démontrerai sans peine de par la clinique, de par l'anatomie pathologique,

[1] NOCARD. — Cong. pour l'étude de la Tuberculose, quatrième Session 1898 p 661.

[2] JOUSSET. — Septicémie tub. — Soc. méd. des Hôp. 1903 p. 522.

de par la médecine expérimentale, qu'on peut avoir été, demeurer, mourir ou guérir bacillaire sans devenir, cliniquement parlant, tuberculeux [1]. »

Comme le professeur Landouzy, auquel nous empruntons cette citation, nous envisagerons la question d'abord et surtout au point de vue clinique, puis au point de vue anatomo-pathologique et enfin au point de vue expérimental. Nous aurons souvent, dans le courant de cette étude, à invoquer le nom et l'autorité de celui qui l'a faite sienne, pour ainsi dire ; avec un sens clinique et une prédiction lumineuse qui lui font le plus grand honneur, Landouzy, en effet, défend depuis près de vingt ans cette idée des typho-bacilloses, des septicémies tuberculeuses, comme on les appelle aujourd'hui.

Ainsi qu'il le dit très bien : « Il ne s'agit [2], dans les faits, que nous avons en vue, ni de la tuberculose vulgaire chronique ou subaiguë, ni de la tuberculose rapide, ni de la tuberculose granulique d'Empis. Il s'agit d'infection bacillaire aiguë dans laquelle le patient, mis à mal par une infection générale fébrile à caractère typhoïde, meurt ou sort de son infection bacillaire, avant que celle ci pousse assez loin pour que, la germination du granulome se faisant, se forment et se dénoncent les granulations tuberculeuses. »

Malheureusement, on comprend combien le diagnostic de ces cas est difficile. Comment affirmer qu'il s'agit de tuberculose ? On est toujours dominé par cette idée qu'une issue fatale doit forcément, à plus ou moins brève échéance, succéder à la tuberculose aiguë. Aussi, la plupart du temps, quand on voit un malade auquel pourrait s'appliquer ce diagnostic, ne manque-t on pas, s'il a le bonheur

---

[1] LANDOUZY, — De la typho-bacillose. Semaine médicale 1891 p. 225.

[2] LANDOUZY. — Congrès pour l'étude de la Tuberculose 2e Session 1891 p. 620.

de guérir, de penser qu'on s'est trompé et qu'on se trouvait en présence d'un état infectieux quelconque : grippe, embarras gastrique, fièvre muqueuse, typhoïdette ou même typhoïde à forme anormale.

L'évolution ultérieure seule peut donner raison à celui qui croit malgré tout à la tuberculose, et l'on voit en effet ces états indéterminés être souvent suivis d'une localisation tuberculeuse qui ne fait de doutes pour personne; c'est que les malades de cette catégorie, avant de devenir des tuberculisés, restent plus ou moins longtemps des bacillisés, ils font de la prétuberculose avant de faire de la tuberculose; c'est pourquoi Landouzy [1] soutient que ces cas se rencontrent plus fréquemment en ville, où il est plus facile de suivre les malades qu'à l'hôpital, d'où ils peuvent sortir en apparence guéris.

Disons de suite qu'il est irrationnel de penser que la guérison suffit pour faire éliminer d'emblée le diagnostic de typho-bacillose, car, comme ne craint pas de le dire toujours le même auteur [2] :

« Pourquoi vouloir maintenir dans tous les cas un pronostic fatal. Je dis et je soutiens que la fièvre infectieuse tuberculeuse est susceptible de se terminer par guérison ». En 1891, il rapportait cinq cas de guérison datant de 12, 9, 7, 5 et 4 ans et il disait [3] : « Avec ce que nous savons de l'histoire naturelle de la bacillose, avec ce que la fine anatomie pathologique nous apprend de la formation des granulations élémentaires, avec ce que l'expérimentation nous a montré du temps, des voies et moyens nécessaires à l'invasion de la bacillose et à sa transformation en foyers de

[1] LANDOUZY. — Fièvre infectieuse tuberculeuse aigue. — Gaz. des Hôp. 1886. p. 42.
[2] LANDOUZY. — *Ibid*
[3] LANDOUZY. — Sem. méd. 1891, 227.

tuberculose, avec l'interprétation que nous avons aujourd'hui des cellules géantes, avec ce que nous connaissons de la phagocytose, avec ce que nous savons qu'on peut attendre de son rôle défensif et curateur, avec ce que nous savons du rôle du système nerveux pour mettre les terrains en opposition ou en connivence avec les parasites, avec ce que nous savons *de la fixation de l'enkystement el de la remise en circulation des bacilles de Koch*, nous arriverons à comprendre pourquoi et comment — question de nombre et de virulence de bacilles, question de résistance ou de défaillance des terrains — la typho-bacillose peut guérir (la bataille finissant faute de combattants) ou préparer à plus ou moins brève échéance la tuberculose. »

A noter que cette fixation, cet enkystement, cette remise en circulation des bacilles de Koch dont parle Landouzy, ont été vus et prouvés par Jousset [1] dans un cas étiqueté par lui : bacillémie paroxystique et dans lequel il ne retrouvait les bacilles dans le sang que par intermittences, ayant vraisemblablement pour foyer originel une adénopathie trachéobronchique.

Ces faits de typho bacillose étaient certes trop nombreux pour que depuis longtemps les cliniciens ne les aient observés et ne soient venus appuyer de leur autorité les opinions émises par Landouzy.

Un des premiers, Kiener soutint la même manière de voir que Landouzy ; on peut trouver ses idées exposées dans les thèses de Papon [2] et de Jeannel [3] ; nous extrayons de la première la phrase suivante : « La tuberculose est une

---

[1] JOUSSET. — Soc. méd. des hôp., 1903, p. 519.

[2] PAPON. — De la fièvre tub. infectieuse aiguë. — Th. de Montpllier 1885-1886, n° 17, p. 5.

[3] JEANNEL. — Des fièvres tuberculeuses et de leur trait. par l'antipyrine, Th. de Montpellier, 1886-1887, n[u] 38.

maladie infectieuse, et comme pour toute maladie infectieuse,
il suffit qu'une quantité infinitésimale de virus ait pénétré
dans la circulation pour donner lieu à une pyrexie accompagnée de symptômes plus ou moins graves. »

Un an après sa thèse, Jeannel [1] fit au Congrès de la tuberculose une communication sur le même sujet.

Dans une leçon clinique sur la fièvre initiale des tuberculeux, le professeur Grasset [2] disait, en 1890 : « Les fièvres
continues, les pyrexies, forment une échelle variable depuis
la synoque jusqu'à la prolongée de quatre semaines et plus,
et ce groupe symptomatique entier est considéré comme
appartenant au seul groupe de l'infection typhique ou
dothienentérique (Kelsch et Kiener). Les recherches récen=
tes prouvent que ce même groupe symptomatique, cette
même échelle de types sériés peuvent appartenir à l'infection
tuberculeuse.

Le bacille de Koch comme le bacille d'Eberth peut créer
un état infectieux général dans lequel la fièvre joue le principal rôle symptomatique et constitue une pyrexie dont les
types s'échelonnent depuis l'embarras gastrique fébrile jusqu'à la fièvre typhoïde. Dans ces faits la lésion tuberculeuse
est à peine indiquée, elle existe juste assez pour signer le
diagnostic nosologique ; quelquefois même, elle manque ou
plutôt elle échappe complètement à nos moyens d'investi-
gations et il faut alors l'histoire ultérieure de la maladie
pour établir un diagnostic tardif. On voit plus que vous
ne croyez des gens qui ont des séries de fièvres typhoïdes,
de fièvres muqueuses ou encore d'embarras gastriques fébri=
les à durée plus ou moins longue : la première atteinte est
claire, la seconde étonne, la troisième paraît extraordinaire,

---

[1] JEANNEL. — Cong. pour l'étude de la tuberculose, 1re Session, 1888, p. 449
[2] GRASSET. — Leç. de clin. médic. t. II, p. 6.

on s'y perd, on ne comprend pas jusqu'au jour où les signes physiques des lésions tuberculeuses viennent éclairer le diagnostic, souvent trop tard pour un traitement efficace. »

On voit que le professeur Grasset insiste surtout sur cette analogie qui existe entre la fièvre tuberculeuse et la fièvre typhoïde; c'est, en effet, un des points qui ont le plus frappé les auteurs et que Landouzy avait lui-même en vue quand il créait son mot de typho-bacillose. Empis lui-même consacrait le chapitre V de son ouvrage [1] à l'étude de l'affection granulique à forme typhoïde.

Nous retrouvons la même idée exprimée par Dréyfus-Brisac [2] : « Dans ces cas l'infection générale domine le processus et peut entraîner la mort, alors que les localisations tuberculeuses bien peu accusées restent muettes au point de vue sémiologique comme la variole ou la scarlatine tuent parfois avant que les éruptions caractéristiques aient eu le temps de se produire.

Mais l'économie ne succombe pas toujours dans cette lutte contre le bacille ; il peut aussi arriver que l'action du germe morbide s'épuise sans donner naissance à des lésions locales cliniquement appréciables et que la véritable nature de ces fièvres tuberculeuses guéries, portées au compte de l'embarras gastrique ou de la fièvre typhoïde reste méconnue, à moins qu'un incident nouveau ne mette sur la voie du diagnostic.....

De ces faits qui simulent une dothienentérie grave où la virulence bacillaire atteint son maximum, la terminaison est constamment fatale ; mais il est des cas où l'organisme résiste à l'intoxication et parfois même en triomphe. La physionomie clinique est alors celle d'une fièvre typhoïde

---

[1] Empis.— De la granulie, 1865, p. 109.

[2] Dréyfus-Brisac. — De certaines formes de bacillose aiguë prétuberculeuses. *Gazette hebdomadaire de Médecine et de Chirurgie,*, 1891, p. 473.

de moyenne intensité ou même moins sévère ; entre la fôr-
me que nous venons de décrire et ces fièvres tuberculeuses
atténuées, il existe la même distance, et la clinique montre
les mêmes types de transition qu'entre la fièvre typhoïde
confirmée et certains embarras gastriques fébriles, également dus au bacille d'Eberth . .

Quels ques soient les symptômes du début, qu'ils rappellent ceux de l'embarras gastrique ou de l'impaludisme, la
scène change bientôt. Tantôt l'ataxo-adynamie se prononce,
et la mort survient comme dans la fièvre typhoïde sans
localisations cliniquement appréciables du côté des poumons ou des autres organes. Tantôt une lésion se dessine
à l'un des sommets, et alors, ou bien le malade succombe
rapidement par l'aggravation simultanée des lésions locales et des troubles généraux, ou bien, ceux-ci restant sta-
tionnaires, c'est la note pulmonaire qui domine, et l'évolution se continue dans le sens, soit de la phtisie galopante,
soit de la phtisie chronique vulgaire. Tantôt enfin, et ce
sont les faits les plus difficiles à interpréter, il se produit
une amélioration progressive et le malade finit par revenir
à la santé, au moins en apparence. Evidemment, lorsque le
malade guérit, le diagnostic de tuberculose reste des plus
problématiques et l'on croit avoir cause gagnée au moment
où l'infection bacillaire se démasque soit par des signes
d'induration au sommet, soit par l'apparition d'une pleurésie dont l'évolution ne laisse pas de doutes sur son origine tuberculeuse, soit, enfin, par l'éclosion d'une méningite tuberculeuse.

La rémission peut être beaucoup plus prolongée, à telles
enseignes qu'il semble légitime de croire à une guérison
définitive. Des semaines, des mois se passent après la disparition de semblables états muqueux mal dessinés et l'on
en a pour ainsi dire perdu le souvenir lorsqu'apparaissent

des manifestations tuberculeuses franches, et l'on est alors à se demander s'il ne fallait pas voir dans ces affections étiquetées fièvres typhoïdes ou embarras gastriques fébriles, une première atteinte en quelque sorte avortée de l'intoxication bacillaire.

S'il existe des rémissions prolongées, ne peut-il survenir aussi une guérison définitive pour la tuberculose aiguë comme pour la tuberculose chronique. Pour notre part, nous pensons non seulement qu'il faut mettre à l'actif de cette infection maints syndromes réputés embarras gastriques simples ou fièvres typhoïdes, mais encore nous nous inscrivons volontiers en faux contre le caractère absolument fatal, assigné d'habitude à l'intoxication tuberculeuse aiguë. Un jour viendra peut-être où l'on reconnaîtra que pour la plupart nous payons, à un degré plus ou moins accusé, notre tribut à la tuberculose comme il en est, semble-t-il, pour l'infection typhoïdique. Est-il, d'ailleurs, si paradoxal d'admettre la curabilité de cette variété de bacillose aiguë, alors que nous voyons guérir jusqu'à des pneumonies tuberculeuses à expectoration fourmillant de bacilles ? Malheureusement, pour trancher cette question, il nous manque un critérium certain de l'intoxication tuberculeuse à son début. »

Nous n'avons pas hésité à donner cette longue citation, car elle vient trop bien à l'appui de notre manière de voir, en traduisant on ne peut mieux l'idée que nous nous faisons de l'infection tuberculeuse ; nous aurons l'occasion de revenir sur la fréquence de cette infection. Quant au critérium réclamé par Dreyfus-Brisac, nous avons vu que nous le possédions aujourd'hui.

A propos de la ressemblance qui peut exister entre ces formes de tuberculose et l'impaludisme, ressemblance sur laquelle les médecins des pays chauds ont insisté, nous citerons l'observation suivante :

OBSERVATION I — (personnelle). Louis V..., âgé de 33 ans, employé de commerce, entre à l'hôpital dans le service de M. le professeur Grasset, salle Fouquet, n° 28, le 15 avril 1902.

Du côté de ses antécédents héréditaires, le malade nous apprend qu'il a perdu son père après une maladie qui a duré dix-sept ans (?) Sa mère est bien portante ; sa femme également Il a deux enfants en bonne santé et en a perdu un en bas-âge.

Quant à lui, sauf quelques angines, il n'a jamais été malade avant la maladie qui nous l'amène. Il y a 4 mois, V... a eu l'influenza (?) qui a été suivie d'une fièvre qui, quoique continue en réalité, avait les apparences d'une fièvre intermittente ; le malade raconte qu'il avait jusqu'à 2 accès par jour et la température atteignait et dépassait même 39° à ces moments-là. V. .. ayant habité des pays où sévissait le paludisme, on lui administra de la quinine, qui au reste fut sans effet. Au bout de quelque temps, une quinzaine de jours avant d'entrer à l'hôpital, la fièvre était tombée sans aucune intervention.

Le 16 avril, le lendemain de son entrée, V.... nous dit qu'il tousse et crache un peu, il accuse, en outre, une légère douleur au sommet droit, il y a eu un peu de sang dans les crachats.

Du côté de l'appareil digestif, nous trouvons à signaler de l'anorexie avec des digestions difficiles et lentes et des alternatives de diarrhée et de constipation.

Les autres appareils sont sains et ne présentent rien de particulier.

Le malade a dépéri depuis le début et il aurait perdu, paraît-il, 10 kilos, en quatre mois.

La température était hier au soir : 37°3 et ce matin : 36°7. Le pouls est à 76 dans la position allongée et à 84 dans la position assise, la tension est de 12 et 1/2.

A l'examen du thorax, on trouve en avant et à droite une légère submatité au sommet avec une obscurité respiratoire relative par rapport au côté gauche et peut-être quelques sous-crépitants secs.

En arrière et du même côté, submatité en sablier, obscurité, mais on ne retrouve pas de râles.

Rien au cœur. — Langue normale. — Ventre ni ballonné ni douloureux.

M. le professeur Grasset, en présence de l'évolution et des signes trouvé à l'examen, étiquette la fièvre dont nous avons parlé au début de fièvre piébacillaire, mais il ne manque pas de nous faire remarquer la difficulté du diagnostic différentiel au début avec la fièvre paludéenne au moment où encore il ne devait y avoir aucun signe stéthoscopique.

La recherche du bacille de Koch dans les crachats fut négative ; on institue un traitement au malade qui consiste surtout à le suralimenter dans la mesure du possible ; malheureusement, nous ne pouvons en apprécier les résultats, car le malade sort peu de jours après son entrée.

D'autres auteurs encore se sont occupés des septicémies tuberculeuses, nous n'avons pas l'intention de les citer tous ni de faire l'historique de la question, nous ne prenons que ce qui paraît pouvoir nous servir :

Aviragnet[1] pense que, si la typho-tuberculose, comme il l'appelle, est mal connue de la majorité des médecins, cela tient à ce que l'on a englobé sous le nom général de granulie les diverses manifestations de la tuberculose aiguë et qu'on n'a pas suffisamment différencié les formes qui guérissaient de celles qui tuaient presque fatalement, car pour lui, bien qu'il n'y ait qu'une différence de degrés, la typho-tuberculose doit être regardée comme une forme de tuberculose aiguë particulière, évoluant à la manière d'une dothienentérie, d'une façon pour ainsi dire cyclique et « aboutissant généralement à la guérison. »

Signalons, en passant, l'article de MM. Grancher et Barbier[2] dans le traité de Médecine et de Thérapeutique.

Tout dernièrement, Debove[3], au sujet d'une observation de bacillémie tuberculeuse subaiguë, diagnostiquée après la

---

[1] AVIRAGNET. — Tuberculose des enfants. — Th. de Paris, 1891-1892, N° 151, p. 31.

[2] GRANCHER et BARBIER. — Traité de Méd. et de Thérap. t. VII, p. 752.

[3] DEBOVE. — Bacillémie tubercul. subaigue. — Gaz. des Hôp. 1903, p. 289.

mort, grâce au procédé de Jousset, émet l'opinion suivante :
de même que le streptocoque et le staphylocoque peuvent
amener soit des accidents locaux (érysipèle-pneumonie) ou
généraux, (streptococcie-pneumococcie), de même le bacille
de Koch peut donner lieu à des accidents locaux (pulmonaires ou autres) ou à une infection tuberculeuse (bacillémie).

Quelques jours après, Poncet[1], à propos d'une observation
que nous aurons l'occasion de citer, disait : « Il est fort possible, comme nombre de médecins le croient volontiers, que
pas mal d'états fébriles plus ou moins graves, qualifiés du
nom de fièvres de surmenage, de croissance, d'embarras
gastriques, de grippes infectieuses, etc., ne sont autres que
des infections tuberculeuses. »

Enfin, Jousset, toujours dans cette même communication
à la Société Médicale des Hôpitaux dont nous avons déjà
donné des extraits, dit : « La curabilité entrevue par M.
Landouzy me paraît démontrée ou tout au moins une curabilité transitoire, car j'ignore encore quel est le sort définitif
réservé à cette catégorie de malades........ L'expression de
prégranulique seule me semble critiquable, car elle éveille
l'idée de succession dans les idées et de rattachement à la
granulie qui n'est pas prouvée. Le mot de bacillémie, vague
à dessein, me semble préférable ; mais la réalité de l'infection, et d'une infection temporaire supposée et admise par
M. Landouzy, me paraît absolument prouvée aujourd'hui.

Ainsi donc, ce qui s'est passé pour les autres microbes se
réalise aujourd'hui pour le bacille tuberculeux ; la généralité
des septicémies s'affirme en même temps que se perfection-
nent les techniques, et à côté du streptocoque, du staphylocoque, du pneumocoque, communément retrouvés dans le

[1] PONCET. — Tuberculose septicémique, rhumatismale, spécifique ou classique. — Soc. de Chir 1903, p 405.

sang, il faut ranger aujourd'hui le bacille de Koch ». Et dans ses conclusions cet auteur insiste sur la nécessité d'étudier à nouveau ces formes fébriles, étudiées surtout chez l'enfant, baptisées du nom de fièvre éphémère, de fièvre continue et en général de faire la revision de tous les accès fébriles inexpliqués.

Il ne serait peut-être pas sans intérêt de rapprocher ces cas de ce que l'on a appelé la micropoly adénopathie infantile [1] ou fièvre ganglionnaire [2], état fébrile assez mal déterminé coïncidant avec des adénopathies multiples et une tuméfaction de la rate et du foie.

De l'exposé précédent il résulte que cette forme de tuberculose que nous venons de décrire existe en clinique. Qu'on lui donne le nom que l'on voudra, il n'en est pas moins vrai que les auteurs admettent son existence.

De la lecture de leurs ouvrages il résulte aussi que cette entité morbide peut être regardée comme une forme de granulie atténuée ; entre les deux, il n'y aurait, pour la majorité des cliniciens, qu'une différence de degré. Malgré cette assimilation, on ne doit pas s'étonner de voir admettre la guérison de cette maladie, puisqu'Empis dès 1865 [3] soutenait la possibilité, pour la granulie, de guérir.

Avant d'aller plus loin, nous voulons nous expliquer sur un point qui pourrait sans cela fournir plus tard une objection à notre manière de voir : nous admettons et soutenons que ces infections sont très souvent, le plus souvent même, primitives ; c'est dire que nous ne pensons pas que la loi de Buhl leur soit applicable ; cette loi, suivant laquelle la tuber-

---

[1] Congrès pour l'étude de la tuberculose, 1re Session, 1888, p. 400.

[2] PFEIFFER et STARCK. — Jahrb. f. Kinderhlk, 1889, t. XXIX, fasc. 3 et 4 et 1890, t. XXXI, fasc. 4, cités par Moussous. — Rev. des Mal. de l'enfance, 1893, p. 241.

[3] EMPIS. — De la granulie, p. 275.

3

culose aiguë chez l'homme serait toujours consécutive à
l'existence d'un foyer caséeux latent ou non, ancien ou non,
ne doit pas être invoquée dans les cas qui nous occupent;
Landouzy, en effet, admet que la typho-bacillose est primitive
et les termes de fièvre tuberculeuse prégranulique, fièvre initiale des tuberculeux montrent assez quelle est la pensée des
auteurs à ce sujet. Du reste, cette loi de Buhl est loin d'être
acceptée par tous les pathologistes, car avec elle il devient
difficile d'expliquer les épidémies de tuberculose aiguë
signalées par Colin et Leudet [1] chez les soldats et la fréquence
de cette forme dans les pays indemnes jusque-là de tuberculose et contaminés accidentellement.

Malgré l'opinion de Buhl et de Jaccoud [2], la tuberculose
aiguë primitive, la granulie d'Empis existe donc certainement:
« il est des faits où des observateurs consciencieux n'ont pu
découvrir à l'autopsie aucun foyer caséeux coupable d'avoir
infecté secondairement l'organisme. [3] »

Si, poursuivant l'étude de la typho-bacillose d'après le
plan que nous avons adopté, nous l'étudions maintenant au
point de vue anatomo-pathologique, nous verrons que des
auteurs très consciencieux, comme le dit Marfan, n'ont trouvé
aucun foyer caséeux dans les autopsies qu'ils ont faites.

Landouzy [4], dont le nom revient à tout instant, avait depuis
longtemps attiré l'attention sur « le paradoxe entre la symptomatologie et l'anatomie pathologique » de ces formes. Il
avait montré que, dans les nombreuses autopsies qu'il avait
eu l'occasion de faire, il n'avait trouvé, outre l'hypertrophie
de la rate, qu'un certain degré de congestion pulmonaire,

---

[1] COLIN et LEUDET. — Cités par Grancher et Barbier in traité de méd. et de thér.
t. VII p. 736.

[2] JACCOUD. — Clin. médic. t. IV p 84.

[3] MARFAN. — Loc. cit. p. 732.

[4] LANDOUZY. — Gaz. des Hôp, 1886 p. 41.

d'injection de la muqueuse intestinale et quelques granulations de ci de là « tout juste suffisantes pour donner à la
maladie sa signature[1] ».

Depuis, bien d'autres auteurs ont confirmé ces faits.

Debove[2], dans l'autopsie de son malade, mort de bacillémie
tuberculeuse subaiguë, autopsie faite avec tant de soin
comme il a la précaution de le dire, n'a trouvé lui aussi que
de l'hypertrophie de la rate avec des granulations assez nombreuses, quelques vagues signes d'infection et des végétations sur la grande valve de la valvule mitrale, végétations
dues, comme l'a prouvé l'examen microscopique au bacille
de Koch.

Poncet[3] admet que ces granulations peuvent même manquer : « S'agit-il dans ces cas de granulie plus ou moins
virulente, de granulie discrète (Bard)? Ce fait est très probable, ainsi du reste que l'autopsie l'a montré maintes fois,
mais je crois aussi que les granulations peuvent faire totalement défaut et qu'il existe une forme agranulique . . .
sans localisations apparentes et vraisemblablement sans
tubercules, sans granulations, en un mot sans une de ces
édifications pathologiques qu'exigent encore les anatomo-
pathologistes pour affirmer une lésion tuberculeuse. »

Au point de vue expérimental, enfin on est parvenu à
reproduire chez les animaux cette forme spéciale de tuberculose avec deux espèces de bacilles.

Si l'on injecte des bacilles de la tuberculose aviaire en
quantité suffisante dans l'oreille d'un lapin, on provoque
chez ce dernier tous les signes d'une infection profonde, à
laquelle il ne tarde pas à succomber, et, à l'autopsie, on ne

---

[1] LANDOUZY — Cong. pour l'étude de la tub. 2e session 1891 p. 620.

[2] DEBOVE. — Loc. cit.

[3] PONCET — Loc cit.

trouve qu'une rate énorme et un foie congestionné, mais sans aucun tubercule apparent ; c'est à cette forme que l'on donne le nom de type Yersin. Si ces animaux, sous une influence quelconque — quantité du virus notamment — résistent à cette infection tuberculeuse et en guérissent, ils peuvent présenter assez longtemps après, ainsi que cela résulte des expériences de Grancher et Ledoux-Lebard [1], une tuberculose locale, une arthropathie par exemple. Bezançon, Griffon et Philibert [2] ont repris expérimentalement l'étude de la tuberculose pulmonaire du lapin et sont arrivés à admettre « la constance et la précocité du stade d'infection sanguine générale dans cette tuberculose provoquée, qui rappelle par tant de points la tuberculose pulmonaire de l'homme. »

Nous aurons l'occasion de citer dans notre deuxième partie des expériences de Courmont et Dor, aussi concluantes que celles-ci pour ce qui est de la tuberculose des articulations.

M. Arloing [3], avec son bacille tuberculeux en culture homogène, a pu provoquer des tuberculoses infectieuses du type Yersin, sans lésions anatomiques appréciables, sans tubercules. Les animaux mouraient, et à leur autopsie on ne trouvait pas trace de granulations, mais une rate, un foie gros rempli de bacilles. Si les sujets en expérience survivaient assez longtemps, on pouvait voir apparaître de fins tubercules dans les poumons.

[1] GRANCHER et LEDOUX-LEBARD. — Etudes sur la tuberculose expérimentale du lapin. — Archiv. de Méd. expérimentale, 1891, p. 146.

[2] BEZANÇON, GRIFFON et PHILIBERT. — Presse médicale, 1903, p 56.

[3] ARLOING et COURMONT ; Sur la valeur de la séro-reaction pour le diagnostic précoce de la tuberculose. Presse méd. 1900, p. 149. ARLOING : Démonstration expérimentale de la prédisposition créée par la tuberculose septicémique ou infectieuse vis-à-vis d'elle-même, XIIIᵉ Congrès international de Médecine, Paris 1900, t. III, p. 384.

Après une telle exposition, nous sommes suffisamment armés, nous semble-t-il, pour soutenir non seulement que ces formes de tuberculose existent et qu'il faut leur faire dans la pathologie la place à laquelle elles ont droit, mais encore que ces infections sanguines peuvent n'être que le premier stade des tuberculoses locales que l'on voit si souvent leur succéder. Nous avons vu, en effet, que si tous les auteurs admettent la bénignité du pronostic *quoad vitam*, tous en revanche font des réserves sur le pronostic *quoad futurum*, car ils ont vu que beaucoup de ces bacillisés devenaient plus tard des tuberculisés, beaucoup de tuberculoses pulmonaires ou autres succédant à ces infections générales, plus ou moins longtemps après la convalescence.

Pourquoi alors n'en serait il pas de même pour les séreuses? Ne pourrait-on pas admettre avec quelque apparence de vérité que la tuberculose qui s'installe sur ces organes fait suite, dans bien des cas, à une infection générale?

Cette manière de voir, qui était celle de H. Martin [1], dès 1880, deux ans avant la découverte du bacille de Koch, est très soutenable, et le jour espéré par Marfan [2] est peut être venu où les tuberculoses dites locales, appelées exogènes par les allemands, par opposition à la granulie, qui est hématogène, peuvent être regardées comme liées à une infection préalable du sang. Pour les cas de tuberculose primitive de la rate, de l'endocarde comme ceux de Ferrand et Rathery [3], de Debove [4], de Scharoldt [5], de Braillon et Jousset [6], il faut

---

[1] H. MARTIN — Tuberculose des séreuses et du poumon Arch. de physiologie, 1880, p. 162.

[2] MARFAN. — *Loc. cit.*

[3] FERRAND et RATHERY. — Soc. médic. des Hôp., 1903, p. 188.

[4] DEBOVE. — *Loc. cit.*

[5] SCHAROLDT, cité par BENDER. — Tub. de la rate. — Gaz. des Hôp. 1900, nos 38 et 41.

[6] BRAILLON et JOUSSET. — Soc. méd. des Hôp. 3 juillet 1903. Ces auteurs relatent un fait d'endocardite tuberculeuse qui, grâce à l'inoscopie du sang, put

forcément recourir à cette explication ; pour certains cas de
tuberculose pulmonaire, les auteurs, nous l'avons vu, y recou-
rent encore, il est donc bien permis d'invoquer cette même
explication quand il s'agit des séreuses ; et c'est le moment
de rappeler ici une phrase de la longue citation de Dreyfus-
Brisac, faite il n'y a qu'un instant : « Evidemment lorsque
le malade guérit, le diagnostic de tuberculose reste des plus
problématiques et l'on croit avoir cause gagnée au moment
où l'infection bacillaire se démasque soit par des signes
stéthoscopiques au sommet (obs. I), *soit par l'apparition d'une
pleurésie* dont l'évolution ne laisse pas de doutes sur son origine, *soit enfin par l'éclosion d'une méningite tuberculeuse.* »
(Obs. II et III) A côté des deux autres modes de contagion
dont nous avons parlé au début, nous ne saurions trop insister sur celui-ci, tant il est satisfaisant pour l'esprit; d'autant
que pour certaines séreuses, lui seul peut donner une explication pathogénique plausible.

Enfin, remarquons avec la majorité des anatomo-patholo-
gistes que, dans la tuberculose des séreuses, les tubercules
sont systématiquement disposés le long des vaisseaux sanguins (Kiener, Hérard, Cornil et Hanot).

Venant à l'appui de notre manière de voir, nous citerons
les deux observations suivantes :

OBSERVATION II[1]. — Notre malade du n° 2 de la salle St-Charles,
âgé de 35 ans, est entré à l'hôpital avec tout le cortège symptoma-
tologique de la fièvre typhoïde, moins les taches, on le soigne ici
pour cette affection L'évolution est régulière, puis la courbe ther-
mique tombe au dessous de 38°, et au bout de 4 semaines, on se
dispose à l'envoyer en convalescence à Vincennes, lorsque tout à

être diagnostiquée pendant la vie. L'inoculation du cobaye, les résultats de l'autopsie, démontrèrent le bien fondé de ce diagnostic.
[1] LANDOUZY. Gaz des Hôp 1886 p. 42.

coup, il se plaint d'un point de côté à gauche ; le lendemain, la température est remontée à 40°, il y a une pleurésie gauche, l'épanchement prend un tel accroissement que deux thoracentèses sont nécessaires. La fièvre continue : l'épanchement a disparu cependant aujourd'hui.

D'aucuns disent comme diagnostic : fièvre typhoïde, coup de froid dès la convalescence, pleurésie créant une opportunité morbide pour contracter la tuberculose dans les salles. Eh bien ! pour moi, sa pleurésie n'est qu'une manifestation de sa tuberculose ; cet homme n'a pas eu de fièvre typhoïde, mais une fièvre infectieuse tuberculeuse dès le premier jour. Sa maladie est une tuberculose qui a pris le costume de la dothienentérie et sa pleurésie n'a été que le cri de la tuberculose.

OBSERVATION III[1]. — Je soignais, il y a deux ans, un enfant de 7 ans, fils d'un de nos confrères, pour un état muqueux déclaré qui, dans ses débuts aussi bien que dans son évolution, se dénonçait comme une fièvre typhoïde.

Les antécédents de famille et de l'enfant étaient bons ; le cortège symptomatique (si on excepte que jamais l'enfant ne présenta ni catarrhe , ni taches rosées lenticulaires) semblait si bien celui d'une fièvre typhoïde de moyenne intensité qu'on avait vainement mauvaise grâce à vouloir établir un diagnostic différentiel. Au diagnostic si simple, si évident en apparence, fièvre typhoïde, je faisais pourtant quelques difficultés et quelques objections. Je ne pouvais m'empêcher de laisser voir au père que l'absence de taches me causait un gros ennui. Au quatrième septénaire, la fièvre tombait, l'enfant entrait en convalescence ; quelques semaines plus tard, parents et convalescent partaient pour la campagne, dont l'ex-typhique revenait bien portant, moins joufflu, moins vaillant, moins gros pourtant que ne le sont d'ordinaire les enfants qui viennent d'avoir une dothienentérie.

Le commencement de l'hiver de 1890 se passe sans encombre, puis un beau matin l'enfant est pris de malaise, de céphalalgie, de vomissements, de fièvre, de convulsions ; quelques jours après, il était emporté par une méningite tuberculeuse.

[1] LANDOUZY, Cong. pour l'étude de la Tub. 2ᵉ Session 1891 p. 621.

Landouzy fait suivre cette observation des réflexions suivantes : « J'ai choisi entre beaucoup d'autres cet exemple pour montrer l'intérêt pratique de la pleine et entière connaissance qu'il nous faut avoir de la typho-bacillose. J'ai choisi cet exemple pour montrer que tels malades guéris de leur infection générale, de leur fièvre infectieuse à forme typhoïde, restent en gestation de bacillose locale et torpide pour se dénoncer plus tard tuberculeux. » L'intervalle de temps entre l'infection sanguine et la localisation sur la séreuse a même été assez long dans ce dernier cas. Rien d'extraordinaire à cela ; il peut arriver en effet que l'organisme, au lieu de se débarrasser complétement de ses bacilles, ne fasse que les mettre hors d'état de nuire momentanément, en les enkystant par exemple, comme le suppose Landouzy Il pourrait exister en somme un microbisme latent après une première infection aussi légère fût-elle.

Avant de clore ce chapitre, nous devons nous demander — conséquence logique de ce qui précède — si l'hérédité directe ne pourrait pas revendiquer un certain rôle, une certaine part dans l'étiologie de la tuberculose des séreuses. Si on admet ce que nous avons dit, il est tout naturel de penser que l'hérédité directe dans la tuberculose doit se voir plus souvent que ce qu'on est porté à le croire actuellement; les enfants qui naissent tuberculeux ou plutôt bacillisés doivent être plus nombreux qu'on ne le dit en général.

Ne pourrait-il pas arriver que ces enfants infectés, bacillisés, restent tels pendant un temps plus ou moins long et ne deviennent tuberculeux que longtemps après la naissance.En d'autres termes, ne pourrait-il y avoir une hérédo-tuberculose tardive ?

Cette idée n'est pas neuve, et il y a longtemps qu'elle

a été lancée. Baumgarten [1] et Landouzy [2], les premiers
l'ont défendue; ils ont admis cette latence du germe et
s'en sont servis pour identifier la tuberculose et la syphilis.
Le second surtout s'est attaché à montrer que, qui disait
tuberculose héréditaire ne voulait pas dire forcément mani=
festations tuberculeuses à la naissance; bien plus, tel enfant
qui se défendra énergiquement pourra ne jamais devenir tuberculeux, quoiqu'il ait porté en lui, à sa naissance,
des bacilles tuberculeux; ces bacilles, dont il a hérité, il
pourra les anéantir : « en matière d'hérédo=tuberculose, la
maladie n'est pas fatale; ce n'est pas seulement en matière d'intérêts que les enfants peuvent refuser la suces-
sion de leurs parents. Dans l'espèce, le bébé tuberculeux
a bien reçu avec le fief paternel le germe tuberculeux,
seulement il n'a pas su le faire valoir, la graine a mal
levé. » Barbier [3] croit à la fréquence assez grande de la
contagion in=utero. Küss [4] pense que les manifestations tuberculeuses héréditaires peuvent apparaître tardivement.

Landouzy, poussant la comparaison avec la syphilis jusque dans ses dernières limites, va jusqu'à admettre une
hérédité maternelle, comme tout le monde l'admet mais
aussi une hérédité paternelle; il en donne l'exemple clas=
sique de cet officier qui, tuberculeux et marié à une femme
saine, procrée des enfants qui deviennent tuberculeux alors
qu'ils sont mis autant que possible en dehors des causes
de contagion. Des expériences de Friedman [5] semblent devoir

[1] BAUMGARTEN. — Loc cit. et Deutsch med. Woch. 1893 p. 212.

[2] LANDOUZY. — Hérédité tuberculeuse. Rev. de Méd. 1891 p. 419.

[3] BARBIER. - Des portes d'entrée de la tuberculose. Gaz. méd. de Paris 1888 p. 438.

[4] Kuss. — Du rôle respectif de l'hérédité et de la contagion dans l'étiologie de la tuberculose. Arch. générales de Méd. 1898 t. I p. 718.

[5] FRIEDMAN. — Recherches expérimentales sur la transmission de la tuberculose au fœtus par le sperme bacillifère. Deutsche med. Woch. 1901 p. 129. In Presse méd. p. 271

apporter un véritable point d'appui à cette manière de voir ; cet auteur a injecté après copulation dans le vagin d'animaux une émulsion de bacilles de Koch dans du sérum artificiel et il a retrouvé des bacilles dans les embryons, bien que l'utérus et le vagin soient restés absolument sains.

Nous nous bornerons là, ne voulant pas insister plus longuement sur cette question et nous allons immédiatement aborder notre deuxième partie.

DEUXIÈME PARTIE

PHASE SÉREUSE

––––––

CHAPITRE IV

––––––

Quelques considérations sur la tuberculose des séreuses en général

Nous venons de voir comment le bacille arrivait aux séreuses, quelles voies il suivait ; nous allons voir maintenant pourquoi il s'y localise, et brièvement ce qui résulte de cette localisation.

Pourquoi s'y localise-t-il ?

Dans cette question, il faut envisager à part le terrain et la graine, et se demander ce qui revient à l'un ou à l'autre dans cette étiologie.

. I. *Terrain*. — Nous n'allons évidemment pas nous arrêter sur toutes les causes, telles que fatigues, misère, excès, surmenage, insuffisance d'aération, mauvaise alimentation, etc., etc., qui affaiblissent l'organisme et le prédisposent à la tuberculose d'une façon générale, mais ne pourraient nous expliquer pourquoi cette tuberculose se localise sur les séreuses.

Voyons donc quelles sont les raisons qui peuvent entrer en ligne de compte.

Nous attirerons d'abord l'attention sur cette particularité intéressante — et sur laquelle nous reviendrons quand nous parlerons du pronostic, — à savoir que cette localisation de la tuberculose sur les séreuses se rencontre très souvent chez des individus vigoureux ; nous ferons ensuite remarquer — fait connu depuis longtemps et souvent mis en lumière — avec quelle facilité les séreuses sont frappées par la tuberculose, il y aurait une sorte de prédisposition morbide de la part de ces organes, et les anciens cliniciens avaient, non sans raison, créé le mot de diathèse séreuse.

Ne pourrait-on pas, en rapprochant ces deux particularités, dire que le bacille s'empare, chez ces individus, une fois qu'il a forcé la première barrière, de l'organe qui présente le moins de résistance (les séreuses), tandis que, chez un individu plus faible, il s'emparerait des poumons par exemple. Pour arriver à ces organes, dont il faut toujours s'occuper quand on parle de tuberculose, le bacille, dans le premier cas, prendrait un chemin détourné, tandis que dans le second cas il irait directement.

A côté de cette première raison, il faut citer comme cause occasionnelle fréquente, dans l'étiologie des affections que nous avons en vue, le traumatisme.

D'une façon générale, le traumatisme joue un grand rôle dans la localisation des infections : « *Naturam morborum ostendunt traumaticæ complicationes* [1] ». Pour la tuberculose des séreuses, les exemples ne manquent pas. Tout le monde connaît les célèbres expériences de Max Schüller, dont il est inutile de donner le détail. Cet auteur montre on ne peut mieux que c'est bien le trauma qui est la cause de la localisation tuberculeuse sur les articulations. En clinique, les

---

[1] VERNEUIL. — Le traumatisme et les propathies. — Rev. mensuelle de Méd. et de Chir., 1879, pag. 359.

exemples ne manquent pas non plus, quoi qu'en pensent Lannelongue et Achard [1] ; en voici un typique, rapporté par Jaccoud [2] : un individu de 43 ans entre dans le service de Bamberger, après avoir fait, la veille, une chute sur une roue. Le jour de son entrée, le 8 mai, on trouva une pleurésie gauche, les crachats ne contenaient pas de bacilles. Le 7 juin, à la suite d'une thoracentèse qui avait amené un liquide séro-sanguinolent, le malade mourut. Les poumons, les ganglions bronchiques, étaient absolument indemnes de tuberculose, et cependant on trouva des bacilles dans les exsudats pleuraux.

Voilà une observation bien probante et pour laquelle il nous paraît bien difficile d'admettre d'autre voie d'apport, pour le bacille tuberculeux, que la voie sanguine. Les poumons et les ganglions environnants étaient sains ; il faut donc, pour expliquer cette pleurésie tuberculeuse, que le malade ait été en puissance d'infection tuberculeuse au moment du traumatisme, qu'il y ait eu chez lui ce microbisme latent dont nous avons parlé ; et de pareils exemples sont loin d'être rares, on n'a qu'à consulter l'article de Chauffard [3] et la thèse d'Herbert [4] sur ce sujet, pour voir qu'il arrive fréquemment qu'un individu, à la suite d'un traumatisme, fasse une pleurésie reconnue de nature tuberculeuse, sans qu'au moment de l'accident, ni plus tard, on découvre chez lui des lésions tuberculeuses.

Dans l'étiologie de la tuberculose des autres séreuses, on retrouve également le traumatisme dans bien des cas.

[1] LANNELONGUE et ACHARD. — Traumatisme et tuberculose. — Revue de la tuberculose, 1899, pag. 133.

[2] JACCOUD. — De la phtisie traumatique. — Semaine méd., 1889, pag. 177.

[3] CHAUFFARD. — Pathogénie des pleurésies traumatiques. — Semaine méd., 1896, pag. 81.

[4] HERBERT. — Pathog. des pleurésies traumatiques non purulentes. — Thèse de Paris, 1896-97, n° 79.

Von Salis rapporte l'observation d'un couvreur qui, à la suite d'une chute du haut d'un toit, présenta des phénomè= nes de méningite. A l'autopsie, on trouva un semis de gra- nulations sur la pie=mère.

Gérard Marchandt [1] cite le cas d'une péritonite tubercu- leuse survenue à la suite d'un traumatisme chez une femme de 36 ans, sans antécédents pathologiques et mère de sept enfants bien portants.

Brun [2] a trouvé comme cause occasionnelle d'une périto= nite tuberculeuse aiguë une chute dans laquelle le flanc droit avait été violemment contusionné par une rampe d'es- calier ; on fit la laparotomie, le malade guérit, et la guéri- son se maintenait encore 4 ans après.

Les exemples abondent et on pourrait en citer beaucoup. A côté de ce traumatisme violent, il faut citer le fonction- nement exagéré de certaines séreuses et ce qu'on pourrait appeler les traumatismes inconscients et répétés comme gé- nérateurs de lieux de moindre résistance.

Ansi les frottements exercés par la boucle du ceinturon chez les fantassins ont été incriminés dans les péritonites tuberculeuses qui surviennent chez ces sujets ; c'est encore dans les frottements que l'on a recherché la cause de la localisation de la tuberculose sur un sac herniaire.

Les pianistes font très souvent des synovites tendineuses des membres supérieurs à cause de l'exercice exagéré qu'el- les imposent à leurs mains. De même, la méningite tuber- culeuse évolue de préférence à l'âge où le cerveau subit son développement anatomique le plus rapide et chez les gens dont l'activité cérébrale est exagérée [3].

---

[1] Gérard-Marchandt. — Soc Anat 1er février 1878.

[2] Brun. — Soc. de Chir., 23 nov. 1898.

[3] Estradcrc. — De l'influence des traumatismes sur l'éclosion des tuberculoses locales primitives, Th. de Bordeaux, 1891-92, n° 69, p. 14 et 20.

Enfin, les altérations des séreuses, de quelque nature qu'elles soient, pourraient servir de points d'appel à la tuberculose : MM. Parisot et Spillman [1] ont rapporté une observation de tabes au cours duquel une arthropathie de nature purement nerveuse devint dans la suite tuberculeuse.

II. *Graine*. — Il nous faut envisager à part la quantité et la qualité du microbe.

Pour la quantité, nous n'avons pas grand chose à dire. Il semble cependant, si l on s'en rapporte aux recherches si souvent infructueuses, faites dans les sérosités tuberculeuses, que le bacille ne doive pas être en très grand nombre dans ces formes ; la raison ? nous l'ignorons, mais cette notion n'en a pas moins son importance et pourra nous servir quand nous parlerons du pronostic.

Pour la qualité, au contraire, nous serons un peu moins bref. On sait combien un microbe peut varier de virulence suivant une foule de circonstances. Le bacille de Koch n'échappe pas à cette loi, et d'une façon générale on peut regarder celui que l'on trouve dans les lésions tuberculeuses des séreuses comme étant d'une virulence plutôt atténuée :

M. Arloing [2] a montré que les tuberculoses locales et les lésions scrofuleuses étaient dues à l'atténuation du bacille de Koch, plutôt qu'à une diminution de nombre.

Péron [3], dit qu'il est possible d'obtenir chez le cobaye des lésions de la plèvre qui rappellent celles de la pleurésie séro-fibrineuse de l'homme. On n'a, pour cela, qu'à se

---

[1] PARISOT et SPILLMAN. — 4e Cong. franc. de méd. tenu à Montpellier, en 1898, *in* Presse méd. p. 189.

[2] ARLOING. — Leçon sur la tuberculose, p. 164.

[3] PÉRON. — Recherches anatomiques et expérimentales sur la tuberculose de de la plèvre. Th. de Paris, 1895-96, n° 96, p. 59.

servir de petites doses de bacilles peu virulents, soit spontanément, soit artificiellement.

Courmont et Dor[1] sont parvenus, en injectant des cultures pures de bacille de Koch atténués dans le système veineux de lapins, à produire chez ces animaux, sans l'intervention d'aucun traumatisme, des lésions articulaires qui
étaient la reproduction exacte, tant sur le vivant qu'à l'autopsie, des tumeurs blanches humaines.

Fait important à noter et qui vient bien à l'appui de ce
que nous disions dans notre première partie, ces tuberculoses articulaires ont pu rester plusieurs mois après la pénétration directe du bacille dans le sang avant de se manifester.

« Pour nous, disent ces auteurs[2], c'est dans l'atténuation
du virus tuberculeux infectant qu'il faut chercher la cause
des lésions tuberculeuses locales et spécialement des
tumeurs blanches primitives : trop peu actif pour attaquer
les organes viscéraux, le virus atténué trouve dans les synoviales un terrain plus propice qui se laisse envahir.

La suite de nos expériences a parfaitement justifié cette
manière de voir : les bacilles des tumeurs blanches de nos
lapins, ayant récupéré une partie de leur activité pendant le
séjour de six mois qu'ils ont fait dans l'organisme du lapin,
se sont comportés différemment ; lorsqu'ils ont été introduits
de nouveau dans le système veineux d'autres lapins, ils ont
tué ces animaux en quelques jours avec des lésions tuberculeuses viscérales multiples... Les synoviales étaient indemnes. »

Tout en acceptant les conclusions de Courmont et de Dor,
on peut se demander encore si le bacille tuberculeux, après
s'être localisé une première fois sur une séreuse, n'a pas

[1] COURMONT et DOR.— Soc de Biol, 1890, p. 588.
[2] COURMONT et DOR. — Soc. de Biologie, 1891, p. 131.

une tendance, s'il émigre ailleurs, à faire de nouveau une localisation séreuse.

En un mot ne se fait-il pas une sorte d'adaptation, ne se crée-t-il pas une affinité qui veut qu'un bacille qui a vécu sur une séreuse fasse chez le même individu de la tuberculose des séreuses de préférence à toute autre. Il n'y a là rien de contraire aux lois qui régissent la vie des microbes. Des milieux de culture différents, personne ne l'ignore, leur impriment des modifications profondes. Cette variabilité a souvent été démontrée pour le bacille de Koch ; dernière-ment Phisalix[1] a prouvé qu'en passant de la pomme de terre sur un milieu au jaune d'œuf, le bacille humain prenait les caractères du bacille aviaire.

« L'accoutumance à pulluler dans un milieu spécial, dit Charrin[2], peut à quelques égards entrer en ligne de compte pour expliquer la diversité des localisations des phénomènes morbides. Un microbe qui a longtemps vécu dans l'endo-carde, dans le foie, dans le rein, tend à se fixer dans ces viscères ; quand on injecte dans le sang la culture d'un ger-me habitué aux éléments du tissu rénal, ce parasite le plus souvent se multiplie un peu partout mais plus rapidement dans la glande urinaire ». Dans le traité de Médecine et de thérapeutique, Landouzy et Labbé[3] soutiennent la même opinion. Si nous la soutenons à notre tour, c'est que nous avons souvent remarqué que les malades de cette catégorie font très souvent des localisations tuberculeuses multiples et toujours sur des séreuses. C'est ce qu'avait très bien vu Vierordt[4] quand il étudia la tuberculose des séreuses ; et

[1] PHISALIX. — Soc. de Biologie, 1903, p. 605.
[2] CHARRIN. — Traité de Méd 2e édit., t. I, p. 97.
[3] LANDOUZY et LABBÉ. — Traité de Méd. et de Thérap., t. VIII, p. 17 et 18.
[4] VIERORDT. — Tuberculose des séreuses. Zeitschf. Klin. Médic., 1887, XIII, p. 174. Arch. générale de Méd·, 1888, t. I p. 87.

4

dâns les deux formes qu'il a surtout approfondies, sauf le début qui diffère. on voit la plèvre, le péricarde et le péritoine participer successivement à l'inflammation.

Socin[1] a aussi attiré l'attention sur l'existence fréquente d'une pleurésie dans les antécédents des malades atteints de tuberculose chirurgicale ; or, on sait que ces tuberculoses ont plus d'un point commun avec celles qui nous occupent et qu'elles sont souvent elles-mêmes des tuberculoses des séreuses. Comme conséquence de ce fait, il ne faut pas l oublier au moment de porter un pronostic, ces malades peuvent être, plus que d'autres, exposés à faire de la méningite tuberculeuse.

On ne peut, comme certains ont voulu le faire, donner comme explication de cette spécificité de localisation, la propagation facilitée par les lymphatiques, car, dans ce cas, les viscères sous-jacents aux séreuses malades — dont les connexions lymphatiques avec ces mêmes séreuses sont autrement nombreuses que celles qui relient les séreuses entre elles — devraient être pris de préférence à d'autres organes.

Un bel exemple de cette tuberculose de plusieurs séreuses. chez un même individu nous est fourni par l'observation suivante :

OBSERVATION IV (personnelle). — Louis C .., âgé de 15 ans. Entre le 3 novembre 1902 dans le service de M. le professeur Grasset, salle Fouquet, n° 5.

Antécédents héréditaires. — Le père est un vieux tousseur. La mère est bien portante et n'a eu que 3 enfants : celui qui fait l'objet de cette observation, une fille qui est bien portante et un autre garçon mort-né

Antécédents personnels. — Diarrhée infantile dans le jeune âge.

[1] SOCIN. — *Semaine médic.*, 1895, pag. 206.

Il y a un peu plus d'un an, hématurie sans cause et de peu de durée; il y a un an, pleurésie ponctionnée et dont le malade s'est remis à peu près complètement.

La maladie actuelle a débuté il y a dix mois, on pourrait même dire qu'elle a fait suite à la pleurésie dont nous avons parlé, cependant le malade affirme qu'il s'était complètement rétabli entre les deux affections.

Le début a été marqué par de la faiblesse progressive, de la perte de l'appétit, des coliques et de la diarrhée. A peu près à la même époque apparaissaient des douleurs dans les deux côtés, mais plus marquées à gauche; en outre, ces douleurs étaient exagérées au moment des respirations profondes. Il y a trois mois, le malade a commencé à tousser, mais sans cracher; il n'a jamais eu d'hémoptysie.

Le malade se plaint, en outre, de palpitations de cœur, de céphalée et d'insomnie. Il a beaucoup maigri et a présenté de la fièvre par intermittences. Pas de sueurs nocturnes.

Le lendemain de son entrée, on constate les signes suivants :

Au thorax, en avant : voussure du côté gauche avec creux sus et sous-claviculaires effacés La percussion dénote, au sommet droit, une légère submatité, mais sans forte douleur à la pression. La respiration est normale à gauche, quoiqu'un peu forte; à droite, l'inspiration est diminuée et l'expiration prolongée; il n'y a pas de frottements, ni de bruits anormaux.

Dans la région précordiale, qui est douloureuse à la pression, on entend des frottements dans un espace très limité vers la pointe; le rythme de ces frottements donne à penser qu'ils sont sous la dépendance de l'impulsion cardiaque, bien plutôt que sous celle de l'ampliation thoracique; la matité cardiaque est augmentée, le pouls bat à 128; il n'y a pas de frémissement On admet que le siège de ces frottements est péricardique.

En arrière, on trouve de la matité à la base gauche et sur toute la hauteur à droite. Les vibrations, un peu diminuées à la base, sont exagérées au sommet du même côté. La respiration normale, au sommet, est obscure à la base gauche avec un peu d'expiration prolongée. A droite, la diminution du murmure vésiculaire est énorme. Pas d'égophonie nette. Temp. 38°,2.

On recommande de suralimenter le malade et on le met aux

injections de cacodylate. On fait prendre quelques gouttes de sang pour faire le séro d'Arloing-Courmont.

5 novembre. Temp. 37°.8 — 39°,4.

Le 6, le malade se plaint beaucoup de céphalée ; la fréquence du pouls est toujours très grande, Temp. 38°,8 — 38°,1. On prescrit 2 grammes d'antipyrine.

7. Le séro d'Arloing-Courmont a été positif. Les frottements péricardiques existent toujours. La matité thoracique en arrière paraît un peu augmentée. Temp. 39°,3 — 37°,6.

8. Temp. 38°,5 le matin, 39°,7 le soir.

9. — 39°,7 — 38°,2 —
10. —. 39° — 38°,1 —
11. — 38°,4 — 37°,8 —

12. Les maux de tête n'ont pas augmenté, mais des vomissements sont apparus hier ; il n'y a pas de raie méningitique ni de signe de Kernig.

Du côté des plèvres, pas de changement notable, on perçoit cependant quelques frottements à gauche et en arrière Les frottements péricardiques ont nettement diminué. On supprime l'antipyrine et on ordonne un badigeonnage avec XX gouttes de gaïacol. La température, qui était le matin à 39°.3, tombe le soir à 36°,7.

13. Devant cette chute brusque de la température, on réduit la dose de gaïacol, pour le badigeonnage, à X gouttes, on prescrit en outre des cataplasmes sinapisés sur le thorax à cause de la douleur. Temp. 39°,2 — 37°,5.

14. On supprime le gaïacol et on donne 0,75 centigr. de feuilles de digitale en infusion. Temp. 39°,5 — 37° 8.

15. Temp. 39°,4 matin et soir.

16. — 38°,9 le matin 39°,1 le soir.
17. — 39°,9 — 39°,4 —
18. — 39°,8 — 39°,5 —
19. — 39° 1 — 39°,4 —
20. — 39°,1 — 38°.6 —
21. — 38° — 38° —

22. L'espace de Traube est un peu moins sonore que les jours précédents. On entend bien les bruits du cœur ; à la pointe on perçoit de temps en temps des frottements, mais ils paraissent être pleuraux, car ils n'ont plus le même timbre, ni le même rythme que ceux notés au début.

En arrière, il y a toujours de l'obscurité, mais il y a un peu d'égophonie et un peu de souffle à la voix chuchotée.

Temp. 39°,2 = 38°,5.

25. La température continue à se maintenir entre 38 et 39° en gardant d'une façon générale le type inverse. Les vomissements qui avaient cessé ont repris depuis deux jours, ils paraissent dépendre d'une localisation péritonéale plutôt que méningée, il y a en effet de la douleur dans la partie droite sous le foie. On donne de l'héroïne à la dose de 0.005 milligr. pour calmer l'insomnie et la douleur.

27. La température, tout en étant élevée, fait de plus grandes oscillations, le pouls est toujours rapide, de 120 à 140. A la poitrine, en même temps qu'un souffle expiratoire très net, on croit percevoir quelques râles. Le ventre est un peu ballonné, mais il n'y a pas de diarrhée. En raison de l'état général qui s'aggrave, on pense à une poussée granulique.

3 décembre. Même état ; on donne pour la première fois de la cryogénine à la dose de 1 gr. en 2 cachets.

5 La cryogénine donnée jusqu'à aujourd'hui n'a pas produit grand chose. Le malade n'a pas sué plus que d'habitude, il est vrai, mais la température subit de très fortes oscillations ; de 36°8 elle monte à 39°9, on supprime la cryogénine.

16. La température ne présente plus d'aussi grandes oscillations et se maintient entre 38° et 38°,5. Le malade se plaint d'insomnie et d'une douleur dans le côté droit. Les symptômes du côté de la séreuse péritonéale s'accentuent.

Une analyse d'urine nous indique qu'il n'y a ni pigments biliaires ni excès d'urobiline, mais seulement 6 gr d'urée par litre pour une quantité s'élevant à 2 litres par 24 heures.

27. La température varie entre 37°,5 et 39°. Le malade se plaint toujours du côté droit. On le pèse, et depuis son entrée on s'aperçoit qu'il a perdu 2 kilos, il ne pèse plus que 37 kil. 500.

On reprend la cryogénine aux mêmes doses que précédemment.

30. On note un léger abaissement de la température, sans augmentation des sueurs. On continue le médicament.

6 janvier. Submatité à droite avec vibrations un peu exagérées ; quelques râles à partir du tiers moyen, obscurité respiratoire et souffle profond. Le pouls est à 124, rien au péricarde ni au cœur.

En arrière, matité des deux côtés remontant à droite jusqu'à l'épine, à gauche jusqu'à l'angle de l'omoplate ; il y a en outre un peu de sablier à gauche. Exagération des vibrations à droite. Souffle. Pas d'égophonie.

Les vomissements se sont calmés ; le ventre est moins ballonné et moins tendu ; il persiste quelques signes de périhépatite.

La température a été nettement influencée par la cryogénine ; elle ne dépasse guère 38° ; on la supprime pour étudier sa durée d'action.

En somme, l'état du malade paraît s'améliorer.

22. La température a beaucoup varié sous l'influence de la cryogénine, qui a été reprise, puis supprimée, et enfin reprise à nouveau ; actuellement, le thermomètre n'arrive pas à 37° le matin. Avec un thermomètre à températures locales, on constate une différence de température entre les deux creux sous-claviculaires en faveur du droit.

En arrière, la matité et l'obscurité sont toujours plus marquées à droite ; le souffle n'est plus révélé que par la voix chuchotée ; à gauche, on entend la respiration jusqu'en bas.

11 février. La température n'atteint pas 37° le matin et monte à peine à 37°,5 le soir, tant que le malade prend le médicament, mais elle ne tarde pas à s'élever et à arriver vite à 39° dès qu'on en cesse l'administration. Pouls : 120. Tension : 14.

Le malade se plaint d'une douleur dans le côté droit et d'une douleur dans les reins, il n'y a cependant pas d'aggravation au point de vue abdominal.

Au thorax, la matité est toujours plus marquée à droite ; à gauche, on entend des frottements pleuraux.

En arrière, la matité du côté droit persiste, mais il n'y a plus de souffle, même à la voix chuchotée. Pas de frottements ; un peu de bronchophonie.

22 février. Pendant quelques jours et avec la cryogénine, la température s'est maintenue au-dessous de 37° matin et soir. Le malade a augmenté d'un kilo, il pèse aujourd'hui 38 kil. 500. L'amélioration continue.

3 mars. La température remonte peu à peu depuis quelques jours que la cryogénine a été suspendue ; elle oscille actuellement entre 37° et 38°5. On constate qu'un peu de liquide s'est formé à droite ;

le malade est assez dyspnéique, surtout la nuit, mais il peut néanmoins se coucher des deux côtés. On fait mettre sur le côté droit des cataplasmes sinapisés.

27. La température oscille autour de 37° sans que l'on ait besoin de donner de la cryogénine.

On trouve de la submatité en sablier des deux côtés, ce qui exclut de grandes quantités de liquide ; les autres signes permettent d'affirmer, en effet, qu'il n'y en a pas à gauche et très peu à droite.

16 avril La température, tout en n'étant pas très élevée, est au-dessus de 37°, matin et soir ; la température locale du côté droit est toujours plus élevée que celle du côté gauche ; la submatité est plus marquée du même côté et il y existe une obscurité relative très nette.

En arrière, la différence entre les 2 côtés est moins marquée.

Pouls : 140 Toujours un peu de douleur dans le flanc droit.

Pendant l'expiration, l'épigastre ne bombe pas beaucoup, ce qui fait penser qu'il existe des adhérences.

· Malgré l'atténuation des signes locaux, le malade maigrit, il ne pèse plus que 36 kil. 500.

24. Le malade, se sentant mieux et désirant rentrer dans sa famille, demande à sortir.

Voici les constatations faites le jour de son départ : Faciès pâle et amaigri. Complexion faible.

T. 36°,7 = 37°,5. P. 128, régulier. Tension : 10.

A l'inspection, creux, sus et sous-claviculaires, plus marqués à droite qu'à gauche.

A la percussion légère, submatité à gauche, sous la clavicule et à son niveau, par rapport à droite ; mêmes résultats à la percussion forte. Espace de Traube sonore. La matité cardiaque est un peu augmentée, surtout dans le diamètre transverse.

A l'auscultation, différence absolue entre les deux côtés : à droite, inspiration avec le timbre à peu près normal et expiration prolongée ; à gauche, inspiration rude et rauque, mais pas d'expiration prolongée. Ni râles, ni frottements aux sommets, mais à partir de trois travers de doigt au-dessous de la clavicule et jusqu'en bas, on trouve à droite des frottements qui s'entendent même sur la ligne axillaire.

L'auscultation du cœur décèle de la tachycardie, mais sans arythmie. Pas de frottements.

En arrière : à gauche, submatité en sablier ; à droite, il y a de la submatité au sommet ; à partir de la fosse sous-épineuse, la matité va croissant jusqu'en bas.

Les vibrations, conservées dans les fosses sus-épineuses des deux côtés, sont à peu près abolies dans le 1/3 moyen et à la base.

L'auscultation nous donne : à gauche et dans la fosse sus épineuse, une expiration prolongée, très nette ; la toux ne fait qu'accentuer l'expiration prolongée ; diminution de la respiration dans le reste de l'étendue du poumon, l'expiration prolongée n'existe que dans la fosse sus-épineuse.

A droite, ce qui frappe surtout, c'est l'obscurité respiratoire dans toute l'étendue ; la toux fait apparaître des frottements pleuraux dans la fosse sus épineuse, et peut-être quelques râles (Le malade ne crache pas). Dans le 1/3 moyen, souffle révélé par la voix chuchotée, pas de souffle spontané, pas d'égophonie.

Le ventre n'est ni ballonné, ni rétracté ; il existe une douleur spontanée du côté droit quand le malade se renverse en arrière ; la pression est douloureuse dans toute la moitié droite, mais surtout sous le foie. A gauche, rien Il semblerait qu'il existe un petit gâteau de périhépatite.

La matité hépatique se prolonge jusqu'à trois ou quatre travers de doigt au-dessous des fausses côtes.

Quand ce malade est sorti amélioré, après six mois de séjour à l'hôpital, il est probable que ses poumons étaient pris, ainsi que l'indique l'examen fait la veille de sa sortie ; il rentre donc bien dans les cas que nous nous sommes proposé d'étudier. Mais ce qui fait aussi l'intérêt de cette observation et nous a engagé à la donner à cette place, c'est de voir trois grandes séreuses prises successivement ; c'est un cas qui répond absolument au type N° 1 de Vierordt [1] : début pleural et successivement participation du péricarde et du péritoine.

On a pu même voir, à la lecture de cette observation, qu'on

---

[1] VIERORDT, *loc. cit.*

avait pensé, en présence de certains symptômes, à la méningite. Heureusement il n'en a rien été.

Si, abordant la deuxième question que nous nous posions au début de ce chapitre, nous nous demandons ce qu'il advient de la localisation du bacille de Koch sur une séreuse, nous répondrons qu'il en résulte une inflammation. Cette inflammation peut être simple, c'est-à-dire sans tubercules, quoique de nature tuberculeuse [1] ou accompagnée au contraire d'éléments spécifiques. La conséquence de cette inflammation est très souvent un épanchement qui peut être séreux, purulent ou hémorragique ; mais ces tuberculoses ont une tendance naturelle à l'organisation fibreuse, et c'est là leur façon de guérir. Cette éventualité est assez fréquente, aussi le pronostic de ces formes, dont nous allons parler maintenant, est-il, d'une façon générale, assez bénin ; tous les auteurs reconnaissent le fait, mais il est plus difficile de l'expliquer que de le constater, c'est pourquoi les hypothèses n'ont pas manqué.

Il est tout d'abord deux points sur lesquels nous avons attiré l'attention et qui peuvent entrer en ligne de compte dans cette explication :

Le premier, c'est cette atténuation des bacilles qui semble exister dans un grand nombre de cas ; il est bien certain que, si les lésions en cause sont dues à un bacille de moindre virulence, il est facile de comprendre la bénignité des lésions causées par ce bacille.

Le deuxième, c'est cette constatation faite fréquemment, que les sujets qui présentent de la bacillose des séreuses sont souvent des sujets forts et vigoureux (statistiques des médecins militaires). Nous savons d'autre part que les séreuses sont des

---

[1] Péron. — loc. cit. p. 67. — Castaigne. Recherches récentes sur la tuberculose des séreuses. Revue de la tuberculose 1901 p. 56 et 209.

organes susceptibles entre tous au bacille de Koch et capables plus que tous autres d'offrir à ce bacille un terrain favorable à sa prolifération. Rien d'étonnant alors à ce que ces individus vigoureux qui n'auront pas pu, pour une raison que nous ignorons, empêcher leurs séreuses (organes de moindre résistance) d'être envahies par le bacille, rien d'étonnant, disons-nous, à ce que ces individus fassent alors intervenir leurs puissantes activités défensives et réduisent à l'impuissance presque absolue ce bacille qui s'est ainsi fourvoyé chez eux.

En concordance avec cette opinion, on peut rapporter ce fait emprunté à la pathologie comparée, c'est que la tuberculose des séreuses se rencontre surtout [1] chez les animaux qui ont pendant longtemps été regardés comme réfractaires à la tuberculose en général : le cheval et le chien par exemple.

Et Péron ne dit-il pas quelque part [2] : « L'enfant fait une tuberculose lymphatique caséeuse générale qui n'est pas sans analogie avec celle du cobaye, l'adulte plus résistant par sélection naturelle et par hérédité fait des lésions locales curables non caséeuses ».

A côté de ces deux raisons que nous donnons pour expliquer la bénignité du pronostic, on en a trouvé d'autres.

Les séreuses étant des sacs lymphatiques, a-t-on dit, devaient présenter une phagocytose plus intense que n'importe quel autre organe et par conséquent se défendre avec avantage contre les attaques microbiennes.

Vierordt [3] insiste sur les caractères de l'inflammation qui

---

[1] STRAUS. — La tuberculose et son bacille p. 299. — Cadiot et Cadéac cités par Lanne : Etiologie de la pleurésie dite idiopathique Th. de Lyon 1893-94 N° 849 p. 51 — Lévi-Sirugue : Etude anatomo-pathologiq. et expérimentale de la tuberculose péritonéale Th. de laris 1897-98 N° 194 p. 38.

[2] PÉRON. — loc. cit p. 77 — voir aussi Boissiu : Symphyse cardiaque chez les enfants — Th. de Lyon 1894-95 N° 1049 p. 24.

[3] VIERORDT. — Tuberculose des séreuses — Zeitschr. f. Klin. méd. 1887 XIII p. 174 in Revue des Sc. méd. de Hayem 1899 XXXIII d. 524.

oblitère de bonne heure les lacunes lymphatiques, d'où la
rareté de la tuberculose miliaire au cours de la tuberculose
des séreuses et par suite la lenteur relative de la marche, la
rémission et même les guérisons possibles.

On a aussi, dans cette question, fait jouer un grand rôle à
la fibrine qui existe en abondance dans les épanchements.

D'autres auteurs ont soutenu que le bacille de Koch, très
avide d'oxygène, ne pouvait s'habituer à cette vie d'anaérobie
à laquelle il était condamné dans ces sacs lymphatiques;
cette explication est peu vraisemblable et ne pourrait guère
s'accorder avec les bons effets que l'on obtient après une sim=
ple laparotomie exploratrice dans la péritonite bacillaire,

Une opinion qui mérite plus de crédit est celle qui fait
jouer un rôle actif au liquide épanché. De recherches entreprises, il n'y a pas longtemps, il semblerait résulter que tout
exsudat séreux sous la dépendance du bacille de Koch aurait
un pouvoir bactéricide vis=à-vis de ce même bacille; c'est un
fait et il faut l'accepter tel qu'il est ; du reste, il s'accorde
très bien avec cet autre, à savoir qu'un exsudat séreux pré=
sente toujours, et souvent à un très haut degré, le pouvoir
d'agglutination pour le microbe spécifique, cause de l'épanchement, ici le bacille de Koch. Or, la pathologie générale
nous enseigne que ce pouvoir agglutinant traduit une réaction de défense de l'organisme. De là cette idée de faire de
la méthode qui consiste à rechercher ce pouvoir agglutinant
un moyen de connaître non seulement le diagnostic mais
encore le pronostic ; plus ce pouvoir serait intense, plus le
pronostic serait bon; la séro=réaction d'Arloing=Courmont
serait un séro=pronostic en même temps qu'un séro-diagnostic.

Un fait qui cadre bien avec cette manière d'envisager le
pronostic de ces formes de tuberculose et qui montre bien
que les malades qui en sont atteints sont capables de se
défendre, c'est l'étude de la tension artérielle et de la fréquence du pouls.

En règle générale, on sait que dans la tuberculose il y a hypotension artérielle et tachycardie, et dans les tuberculoses séreuses, il n'est pas rare de trouver non seulement une tension normale, mais quelquefois même de l'hypertension et pas de tachycardie. Nous ne pouvons malheureusement approfondir cette question, dont l'intérêt n'échappera à personne, parce que les preuves nous manqueraient; dans nos observations, en effet, nous avons surtout affaire à des malades qui ont déjà de la tuberculose pulmonaire, c'est-à-dire des malades qui doivent avoir, conformément à la règle, de l'hypotension et de la tachycardie. Cependant, nous citons des cas (notamment les observations XVII, XVIII et XIX) dans lesquels la tension était normale, variant de 15 à 18 et le pouls de fréquence moyenne. Chez ces malades, les lésions pulmonaires, si tant est qu'elles existaient, étaient très minimes, puisque les observations ont été prises tout à fait au début de la maladie.

Un dernier point que nous voulons mettre en lumière à la fin de ce chapitre, c'est la fréquence de plus en plus grande de la tuberculose des séreuses, à mesure que toutes ces « sérosités spontanées, idiopathiques » rentrent, grâce aux nouveaux procédés d'investigation, dans le champ déjà si vaste de la tuberculose.

Nous allons maintenant, dans les pages qui vont suivre, passer en revue les diverses séreuses et à propos de chacune donner des observations dans lesquelles la tuberculose de ces organes a été suivie de tuberculose pulmonaire.

Nous adopterons l'ordre suivant :

Plèvre,
Péritoine,
Plèvre et péritoine,
Méninges,
Péricarde,
Séreuses articulaires.

CHAPITRE V

Plèvre

Avant de donner les observations que nous avons recueillies, nous voulons dire un mot de cette fameuse question de
la nature de la pleurésie a frigore, la plus fréquente et celle
que l'on retrouve le plus souvent dans les antécédents des
tuberculeux. Si nous le faisons, c'est pour répondre de suite
aux objections qui pourraient nous être adressées au sujet
de quelques-unes de nos observations.

Ce fait que beaucoup de pleurétiques font plus tard de la
tuberculose pulmonaire avait frappé l'esprit d'un grand
nombre de cliniciens et les avaient amenés à penser que la
même cause produisait les deux maladies.

Bayle Louis et Laennec avaient montré déjà depuis longtemps des rapports qui existent entre la tuberculose et la
pleurésie, mais ils voyaient surtout dans cette dernière une
cause de tuberculose. Trousseau et Pidoux plus tard pensè-
rent que la pleurésie pouvait être sous la dépendance de la
tuberculose. Bernutz, dans la thèse de Joanny[1], a attiré
l'attention des médecins sur cette question.

Mais c'est le professeur Landouzy[2] qui, ici comme pour la
typho-bacillose, se fit le propagateur de cette idée et soutint

---

[1] JOANNY Pleurésie et tuberculose. Th. de Paris 1880-81 n° 232.
[2] LANDOUZY. Gazette des Hôp. 1884 p. 1001 — Rev. de Méd. 1886 p 611.

envers et contre tous, on peut le dire, la nature tuberculeuse de la pleurésie.Pour cela, il n'avait besoin que d'invoquer les arguments que lui fournissait la clinique « cette
vénérable aïeule ». Il arrivait ainsi à pouvoir affirmer que
98°/₀ des pleurésies, même parmi les plus franches et les plus
aiguës, étaient fonction de tuberculose apparente ou cachée.

A la suite de Landouzy, beaucoup de cliniciens vinrent
corroborer ces idées.Kelsch et Vaillard[1],en se basant sur un
grand nombre de cas vérifiés anatomiquement, arrivent à
des résultats à peu près identiques ; en réponse aux attaques
dont il fut l'objet, M. Kelsch[2] reprit la question quelques
années plus tard et formula avec plus de précision encore
les conclusions de son travail précédent.

Pour éclaircir cette question, des statistiques furent
publiées, nous en citerons quelques-unes :

Bowditch[3] a pu savoir ce que sont devenus les pleurétiques observés par son père et par lui en trente ans. Parmi
ceux de la première période décennale 43 °/₀ sont devenus
tuberculeux, la deuxième donne 47 °/₀; la troisième 24 °/₀ seulement, proportion évidemment trop faible, ajoute l'auteur,
parce que les cas de cette série sont trop récents.

Ricochon[4], sur 31 pleurétiques suivis pendant plusieurs
années, en a vu 12 d'entre eux mourir de tuberculose, 8 devenir tuberculeux et 7 rester indemnes.

Barrs[5]. sur 57 cas, en a 21 qui sont morts de tuberculose
pulmonaire.

---

[1] KELSCH et VAILLARD. Archives de physiologie, 1886 t. VIII p. 164.

[2] KELSCH Gazette hebdomadaire 1890 p. 486.

[3] BOWDITCH. Medical News, 1889 t. L V p. 63 cité par le D namy: Recherches
sur les pleurésies séro-fibrineuses primitives et secondaires. Th de Paris 1897
p. 159.

[4] RICOCHON. Etudes sur la tuberculose cité par le D namy loc. cit. m. p.

[5] BARRS. British medical Journal 1890. I p. 1058 cité par Straus, loc. cit. p. 507.

Fiedler[1], pour un total de 112 cas, a trouvé 25 tuberculoses immédiates, 66 tuberculoses ultérieures et 21 guérisons.

Bücher[2] donne une proportion de 32 cas de tuberculose sur 44 pleurésies observées.

Netter, Catrin, Lemoine[3], sont unanimes pour trouver une statistique de Fernet beaucoup trop faible (15 %) et pour admettre que la tuberculose doit être mise en cause dans la pleurésie bien plus souvent que ne le dit cet auteur.

M. Thue[4], dans un travail présenté par M. Netter à la Société médicale des Hôpitaux, dit qu'il a vu 20 malades sur 33 atteints de pleurésie et suivis par lui devenir tuberculeux, c'est-à-dire 60 %.

Péron[5], dont nous avons déjà cité la thèse dans laquelle il soutient la nature tuberculeuse de la pleurésie, disait un an plus tard que depuis 1886 toutes les autopsies complètes de pleurétiques morts subitement au cours de l'épanchement avaient montré la tuberculose.

On voit que peu à peu les documents s'accumulaient et que l'idée lancée par Landouzy faisait des progrès ; mais nombreux en étaient les adversaires, et on peut dire qu'elle souleva une véritable levée de boucliers.

Beaucoup de médecins soutinrent que la pleurésie dans beaucoup de cas n'était pas, ne pouvait pas être tuberculeuse, et tous d'invoquer la guérison d'un nombre incalculable de pleurésies. C'est le principal argument, on peut dire le seul que les adversaires de Landouzy aient jamais donné ; nous avouons franchement que nous ne lui reconnaissons pas une bien grande force. Si la pleurésie était tuberculeuse,

[1] Fiedler — Cité par Le Damany loc. cit. p. 159.
[2] Bücher. — Ibid.
[3] Netter, Catrin, Lemoine. — Soc. méd. des Hôp. 1895 p. 167, 189 et 257.
[4] Thue — Soc. méd. des Hôpitaux, 24 mai 1895.
[5] Péron — Arch. générales de Médecine, 1896 t. II p. 63.

disent-ils, tous les sujets qui en sont atteints devraient mourir tôt ou tard tuberculeux, or, comme cela n'est pas, la pleurésie n'est pas tuberculeuse, au moins dans les cas qui guérissent.

Il n'est pas possible de trouver un raisonnement plus faux que celui-là; Landouzy [1] l'a bien montré en s'évertuant, qu'on nous passe l'expression, à proclamer la curabilité de la pleurésie même tuberculeuse. Péron [2] l'a même prouvée sur des chiens chez qui il avait provoqué une pleurésie tuberculeuse.

Quant à nous, non seulement nous admettons cette curabilité, mais encore nous la croyons très fréquente, et nous nous servirons de cette donnée dans la quatrième partie de notre travail. Pour le moment, nous nous contenterons de citer l'observation suivante.

OBSERVATION V (personnelle). — *Pleurésie à frigore.* — Denis N .., 24 ans, soldat au 2ᵉ régiment du génie. entre à l'hôpital dans le service de M. le professeur Grasset, salle Martin Tisson n° 9, le 26 avril 1903, pour une pleurésie à frigore typique du côté droit.

Nous avons creusé les antécédents héréditaires du malade autant que nous avons pu ; nous n'avons rien trouvé de suspect au point de vue de la tuberculose: son père, sa mère, un frère et trois sœurs sont bien, portants ; un sixième enfant serait mort, à l âge de six mois, de convulsions (?) Le grand-père et la grand mère paternels sont morts très âgés ; les grands parents maternels sont encore vivants l'un a 93, l'autre 82 ans.

Du côté du malade lui-même, nous ne retrouvons rien dans son passé de pathologique. Il n'a jamais été malade ; dans son enfance il n'a eu ni glandes au cou, ni carreau. Pas d'éthylisme, pas de tabagisme, pas de maladies vénériennes.

N.... est soldat depuis deux ans et demi ; il a fait les mêmes travaux, les mêmes marches, les mêmes exercices que ses camarades;

[1] LANDOUZY — *Loc cit.*
[2] PÉRON — Thèse de Paris 1895-96 n° 70 p. 46.

à deux reprises, il a assisté aux grandes manœuvres. Actuellement, en raison de sa profession de jardinier, il est chargé de l'entretien du jardin de la citadelle.

Le début de sa pleurésie remonte à trois jours ; ce début a été brusque et a été marqué par des frissons et une douleur dans le côté droit. Il tousse depuis, surtout à l'occasion des mouvements. Il se sent oppressé et ne peut se coucher du côté gauche.

Rien à signaler du côté des autres appareils.

N ... est un homme de belle stature et de complexion assez forte. Voici les constatations faites lors de la première visite le 27 avril.

Skodisme au sommet droit. Matité à partir du mamelon. Exagération des vibrations ; quelques frottements.

En arrière, matité jusqu'à l'épine de l'omoplate ; souffle très-lointain, très-voilé mais très net cependant ; égophonie et pectoriloquie aphone. Les vibrations sont abolies.

Dans la position assise la matité ne se déplace pas en avant.

T. : 38°,8 hier au soir et 38°,1 ce matin.

29 avril. La matité a un peu augmenté en avant. Il y a 80 pulsations, 24 respirations, 28 quand le malade se couche sur le côté gauche ; la température varie entre 38° et 39°.

1ᵉʳ mai. Le liquide ayant encore augmenté, on se décide à faire la thoracentèse. Grâce à l'obligeance de M. Calmette, chef de clinique, nous la pratiquons nous-même, sous sa surveillance. Nous retirons seulement un litre de liquide séro-fibrineux, car le malade étant pris d'une quinte de toux, nous préférons arrêter l'opération bien que nous ayons conscience de laisser encore pas mal de liquide dans la plèvre.

2. A la percussion légère, pas de différence entre les deux sommets ; à la percussion forte, skodisme à droite ; les vibrations sont exagérées ; l'inspiration est diminuée, mais pas d'expiration prolongée.

En arrière, la matité ne remonte plus que jusqu'à l'angle de l'omoplate ; les vibrations exagérées dans le 1/3 supérieur, diminuées dans le 1/3 moyen, sont abolies dans le 1/3 inférieur. Pas de frottements, pas de souffle. Egophonie.

On ordonne la théobromine pendant 3 jours à la dose de 2, 3 et 4 grammes.

4. Depuis la ponction, la température s'est abaissée et n'oscille lus qu'entre 37° et 38° ; le malade se sent mieux.

5

6. Le malade se plaint de gastralgie qui paraît due à la théo-bromine ; on la supprime. Le souffle qui avait reparu depuis 2 jours a diminué aujourd'hui. Le liquide n'a pas augmenté au contraire.

L'examen du liquide a donné un cyto-diagnostic positif pour la tuberculose (mononucléaires). Le procédé de Jousset a permis de déceler les bacilles de Koch dans le caillot.

9. Pointes de feu. La température ne dépasse guère 37°.

12. Submatité légère au sommet droit. Vibrations exagérées. Inspiration diminuée et un peu d'expiration prolongée quand le malade force sa respiration.

En arrière, il existe toujours une zone de matité avec un très léger souffle.

Le malade, libéré depuis hier comme soutien de famille, demande à partir chez lui, on lui signe son billet tout en lui recommandant de se faire soigner encore pendant quelque temps. La température, encore un peu au-dessus de 37° le soir, tend à baisser et à atteindre la normale.

Voilà certes un cas de pleurésie où « rien ne sent la tuberculose, ni dans le passé ni dans le présent »[1], et cepen-dant cette pleurésie à allures si franches est reconnue tuber-culeuse d'une façon indubitable. En présence de l'évolution de la maladie et de la forte constitution du sujet, nous étions convaincu que, soumis à une bonne hygiène, ce dernier devait guérir et nous lui avions fait promettre de nous don-ner de ses nouvelles ; le 30 juin dernier, c'est-à-dire plus de deux mois après la maladie, nous recevions une lettre dans laquelle N... nous disait textuellement : Je suis tout à fait en bonne santé, j'ai été soigné par notre docteur qui m'a appliqué à trois reprises différentes des pointes de feu et maintenant je travaille comme si jamais je n'avais été malade.

[1] DIEULAFOY. — *Clin. méd.* t. IV p. 5.

Nous sommes convaincu malgré le court intervalle de temps écoulé que ce sujet a complètement guéri de sa tuberculose pleurale et qu'il doit, à condition de prendre quelques précautions, éviter la tuberculose pulmonaire.

Comme on le voit, il ne suffit pas de montrer qu'un individu qui a eu une pleurésie antérieurement n'est pas devenu tuberculeux dans la suite pour affirmer que Landouzy s'était trompé, de même que la typho-bacillose peut guérir, de même la pleurésie la plus tuberculeuse que l'on voudra peut, non seulement guérir, mais doit guérir avec des soins appropriés « La pleurésie séro-fibrineuse paraît mériter une place privilégiée parmi les tuberculoses curables. » (Netter) [1].

De ce que l'on admet la nature tuberculeuse de la pleurésie et qu'on le dit tout haut, il ne s'ensuit pas que l'on perde tout espoir comme le croit Blachez [2], c'est au contraire une raison pour lutter plus énergiquement. Ceux qui sont désespérants et décourageants sont ceux qui lancent des assertions comme celles-ci : « Il est impossible d'admettre que la guérison définitive soit la règle pour une maladie tuberculeuse [3]. »

Pour se rendre compte de la violence des passions dans cette question, il faut lire la discussion qui eut lieu à l'Académie de Médecine, en 1892, au sujet de l'évolution des pleurésies. Tous ou presque tous les académiciens étaient d'accord pour rejeter les idées émises par Landouzy, mais tous, ici encore, ne s'appuyaient que sur le nombre plus ou moins grand de pleurésies guéries qu'ils pouvaient citer. M. Béchamp [4] se vantait d'avoir eu une pleurésie à 30 ans,

[1] NETTER.— Nature des pleurésies. Soc. méd. des hop., 1891, p. 176.

[2] BLACHEZ. — Gazette hebdomadaire, 1886, p. 662.

[3] MARTEL. — Ibid. p. 699.

[4] BÉCHAMP.— Académie de Médecine, 1892, t. XXVII, p. 794.

diagnostiquée et soignée par Bœkel et de n'être pas encore
tuberculeux 46 ans après, ce qui lui paraissait suffisant
pour affirmer que sa pleurésie n'était pas d'origine tuberculeuse. On aurait pu lui répondre que sa guérison faisait
grand honneur au talent thérapeutique de Bœkel et au sien,
mais qu'elle ne prouvait pas autre chose. Un médecin est,
en effet, plus que tout autre, capable de prendre à la suite
d'une pleurésie toutes les précautions et tous les soins nécessaires pour éviter des conséquences fâcheuses.

Enfin, pour enlever à la tuberculose tout rôle dans la
production de la pleurésie, on soutenait qu'il y avait différence de nature absolue entre la tuberculose pulmonaire
consécutive et la pleurésie qui l'avait précédée ; si l'une
succédait à l'autre, ce n'était qu'en raison des modifications
imprimées aux poumons par l'épanchement (anémie, congestion, compression) ou par les adhérences (défaut d'alimentation aérienne), modifications qui les mettaient en
état de moindre résistance. L'explication ne manquait pas
de vraisemblance, et la clinique à elle seule était incapable
de trancher la difficulté ; c'est pourquoi on fit appel à l'expérimentation et aux examens de laboratoire.

Au début, les adversaires de Landouzy eurent beau jeu,
ces recherches pendant longtemps ne donnèrent guère que
des résultats négatifs, surtout la recherche du bacille lui-
même ; ce qui n'empêchait pas les pathologistes qui pres-
sentaient la vérité de soutenir que, quand on ne trouvait
pas de microbes, la tuberculose devait être incriminée.
Mais, à mesure que les procédés se perfectionnaient, les
inoculations et les cultures devenaient de plus en plus souvent positives. Enfin, les derniers procédés mis en pratique
tout récemment donnèrent tous des résultats identiques
et apportèrent tous, chacun de leur côté, la preuve de la
nature tuberculeuse de la pleurésie. La pathologie vétéri-

naire bénéficiait aussi de ces progrès, et aujourd'hui Trasbot[1] ne pourrait pas soutenir que la pleurésie si fréquente
chez le chien, très rarement tuberculeux cependant, n'est
pas de nature bacillaire.

Il est vraiment curieux de voir aujourd'hui avec quelle
unanimité tous les procédés auxquels nous venons de faire
allusion ont proclamé la nature tuberculeuse de la pleurésie
a frigore; tous les résultats concordent et on est même
tenté d'aller plus loin que Landouzy, puisque, grâce à ces
procédés, des épanchements qu'on serait porté à attribuer à
d'autres agents pathogènes ou à une dyscrasie sont reconnus
tuberculeux : « La tuberculose, dit-on, est une cause fréquente de pleurésie. La pleurésie primitive est une tuberculose de la plèvre, voilà l'expression exacte de la vérité[2] » —
« Le mal de Bright, l'anémie pernicieuse progressive, toutes
les dyscrasies et toutes les cachexies ont été accusés de
produire des pleurésies séro-fibrineuses, de même que les
tumeurs abdominales. Toutes les fois que nous avons trouvé
ces causes dans les antécédents de nos malades, il nous a
été démontré aussi que la cause de leur pleurésie était la
tuberculose. Les pleurésies séro-fibrineuses qui ne sont pas
tuberculeuses, ne sont jamais primitives ; elles sont dues à
une lésion du poumon sous-jacent[3] ». — « A notre avis, la
pleurésie qui donne lieu à un épanchement non purulent est
unique dans sa nature. Il n'y a pas plusieurs sortes de pleurésies séro-fibrineuses, il n'y en a qu'une seule, qu'elle soit
primitive ou qu'elle soit secondaire, qu'elle survienne chez
un tuberculeux, chez un syphilitique, chez un cardiaque ou

---

[1] TRASBOT.— Académie de Méd., 1892, t. XXVII, p. 738.

[2] LE DAMANY. — Bactériologie et pathogénie des pleurésies séro-fibrineuses.
Gaz. des Hôp. 1897, p. 1282.

[3] LE DAMANY. — Recherches sur les pleurésies séro-fibrineuses primitives et
secondaires. Th. de Paris 1897-98, n° 66, p. 59.

même chez un pneumonique atteint de la pneumonie la plus franche, elle est toujours l'œuvre du bacille de Koch, elle est constamment tuberculeuse. Est-ce à dire que tous les épanchements pleuraux séro-fibrineux des cardiaques, des brightiques, des pneumoniques, des rhumatisants, des cancéreux sont tuberculeux ? Non, sans doute, l'étude la plus élémentaire le démontre, mais, contrairement à l'opinion qui nous paraît universellement admise, ils ne sont pas pleurétiques[1]». On voit que les *idées* de Landouzy ont fait du chemin ; cependant celui-ci[2] avait dit, dès 1887 : « J'en suis encore à attendre, malgré mes demandes pressantes et maintes fois répétées, qu'on me montre une pleurésie *a frigore* sans tuberculose, car je n'en connais pas encore une seule autopsie complète ».

Nous insistons surtout sur ce point, c'est qu'avant de rejeter l'idée de tuberculose, quand il s'agit de pleurésie, il faut se munir de toutes les garanties pour être sûr que le bacille de Koch ne peut être mis en cause ; qu'on se rappelle le cas déjà ancien de Sacaze[3], dans lequel on trouva, grâce à des recherches très bien faites et très minutieuses, le bacille de Koch associé au streptocoque ; les cas analogues ne manquent pas, on peut en être certain.

Aussi, à l'heure actuelle, n'est-il plus juste de demander à la tuberculose de faire sa preuve, elle ne l'a faite que trop, c'est maintenant à ceux qui voudront démontrer qu'une pleurésie n'est pas tuberculeuse d'en donner des preuves irrécusables. Plus que jamais, Landouzy[4] aurait le droit de dire : « J'estime que l'Académie ne m'en voudra pas, si je réclame,

---

[1] Le Damany. — La pleurésie séro-fibrineuse et les épanchements pleuraux pneumogènes, pseudo-pleurótiques. — Presse médicale 1901, t. II, p. 237.

[2] Landouzy. — Pleurésie a frigore. — Gaz. des Hôp. 1887, d. 155.

[3] Sacaze. — Pleurésie séreuse tuberculeuse — Revue de Méd. 1893, p. 317.

[4] Landouzy. — Académie de Médecine. 1897, t. XXVIII, p. 483.

pour que le rappel de travaux, qui me mirent longtemps à la peine, puisse me mettre aujourd'hui quelque peu à l'honneur, en montrant que l'analyse bactériologique n'a fait, avant-hier comme aujourd'hui, que pleinement confirmer la pathogénie tuberculeuse dénoncée par moi de la pleurésie franche, simple, idiopathique, inflammatoire séro=fibrineuse, dite *a frigore* des auteurs classiques ».

Ces préliminaires étant posés, nous allons citer quelques exemples. Nous donnerons des observations de pleurésie avec épanchement séreux, hémorragique, purulent et enfin quelques observations de pleurite sèche, toutes suivies au bout d'un certain temps de tuberculose pulmonaire.

OBSERVATION VI. (personnelle). ═ *Tuberculose pulmonaire ; pleu-résie antérieure.* ═ Henri G..., 31 ans, marchand=forain, entre à l'hôpital dans le service de M. le professeur Grasset, salle Fouquet, n° 10, le 24 avril 1903.

G... a des antécédents héréditaires très chargés ; sa mère serait morte aliénée, son père serait mort assez rapidement (?), il a, en outre, 6 frères ou sœurs, qui sont morts jeunes, mais il ne sait pas de quoi.

Quant à lui, il est nettement éthylique ; il prenait jusqu'à 6 ou 7 absinthes par jour Pas de syphilis. Il n'a jamais été malade jusqu'à l'âge de 24 ans, à cette époque il est atteint d'une pleurésie du côté droit pendant son service militaire, qu'il accomplissait en Algérie. Cette pleurésie fut à début brusque, et d'après ce que nous en dit le malade elle présenta tous les caractères de la pleurésie *a frigore*; une ponction jugée nécessaire donna issue à 1 litre 1/2 de liquide séreux. Après un mois d'hôpital et deux mois de convalescence, G... put reprendre son service pendant 8 à 10 mois, époque à laquelle il fut libéré.

Jusqu'au mois d'octobre 1901, il fut assez bien portant, bien que toussant un peu l'hiver. A ce moment, se trouvant à Paris, il fut beaucoup plus fatigué; il toussait et crachait assez; il entre à Saint-Antoine, où il fit un séjour de 5 mois; après ce laps de temps il sort et vaque à ses occupations.

Le 25 décembre 1902, il entre à l'hôpital de Poitiers, où il est traité pour tuberculose pulmonaire. Il y reste jusqu'au mois de février 1903, et il en sort assez amélioré, puisque de 62 kilos qu'il pesait à l'entrée il est monté à 68.

Après deux mois, nous le trouvons aujourd'hui toussant et crachant abondamment ; avant-hier il a eu une hémoptysie, c'est la quatrième depuis qu'il est malade ; la première avait eu lieu à Poitiers. Il se plaint d'être très essoufflé et de souffrir entre les deux omoplates.

Le tube digestif fonctionne très bien.

G .. est très nerveux, il aurait même eu une crise avec perte de connaissance il y a un mois. Rêves fréquents et cauchemars

Depuis un mois, il a beaucoup maigri et a des sueurs nocturnes, mais il ne sent pas de fièvre.

A l'examen direct, on se trouve en présence d'un sujet très grand, mais très amaigri et très pâle.

Le pouls est à 84, il n'y a pas de température.

A la pression, le malade accuse une douleur très forte des deux côtés mais plus marquée au sommet gauche.

On note à l'auscultation tous les signes d'une tuberculose bilatérale à la période de ramollissement.

Le malade sort au bout de peu de jours, appelé par ses occupations avant que le traitément institué (suralimentation et injections de cacodylate de soude) ait pu produire son effet.

Nous pouvons très bien admettre que le malade avait guéri de sa pleurésie, puisqu'il avait pu terminer son service militaire, qui était assez pénible (il servait en Algérie).

Il est probable qu'il serait resté guéri si ses conditions d'existence avaient été autres ; malheureusement, cet homme ne s'est pas soigné, il avait, en outre, des habitudes d'intempérance qui ne pouvaient que nuire à sa santé, et sa profession l'exposait à toutes les intempéries ; tout concourait donc à le ramener vers la tuberculose, à laquelle il avait déjà payé son tribut. Aussi, moins de cinq ans après, G... était-il déclaré tuberculeux, et sa tuberculose évoluant sur un mauvais terrain, faisait des progrès rapides ; cependant, on était parvenu à en enrayer la marche 'à l'hôpital de Poitiers ; nous verrons dans notre troisième partie qu'il n'y a pas là de quoi nous étonner ; quand nous avons vu le malade, les lésions étaient sûrement beaucoup plus avancées, et il n'y avait pas à espérer un bien grand succès thérapeutique ; on aurait pu, cependant, avec du temps et des soins, le remonter et le remettre à peu près sur pied, étant donné qu'il était apyrétique et que son appareil digestif était indemne, mais le malade n'est pas resté hospitalisé assez longtemps pour cela.

OBSERVATION VII (personnelle). — Il s'agit d'une femme de chambre, âgée de 38 ans, qui entre à l'hôpital le 25 octobre 1901, dans le service de M. le professeur Grasset, suppléé par M. le professeur-agrégé Rauzier.

En 1893, cette malade a eu une pleurésie du côté gauche ; depuis cette époque, elle tousse surtout en hiver. A noter que cette femme a eu trois grossesses. Rien dans les antécédents héréditaires.

Actuellement et depuis un mois, à la suite d'un refroidissement, la malade se sent plus fatiguée, elle tousse et crache davantage ; les crachats sont épais et jaunâtres ; il existe une douleur dans le côté gauche, exagérée par la toux. Dyspnée assez intense, anorexie et constipation. Pas de vomissements.

La malade accuse quelques palpitations et un peu d'œdème malléolaire. Elle a maigri de 7 kilos depuis le mois de juin dernier et n'est pas réglée. La dernière des trois grossesses date de l'année dernière.

Temp. 38°,5 — 37°,4 ; tachycardie.

On ne trouve pas de submatité aux sommets, mais on entend des sous-crépitants à gauche ; on en entend aussi à droite, mais seulement après la toux

En arrière, submatité très marquée au sommet gauche avec un souffle cavitaire à timbre métallique.

On met la malade à un régime fortifiant : du lait toutes les deux heures avec un petit repas toutes les quatre heures.

On prescrit des lavements de phosphotal, du cacodylate de soude par la bouche et des badigeonnages de teinture d'iode et de gaïacol.

Il est assez difficile de préciser à quel moment la tuberculose pulmonaire a fait son apparition, mais ce qui semble hors de doute, c'est que les trois grossesses successives de cette femme doivent avoir influencé la marche des lésions. Il est probable que, si on avait tenu compte de cette pleurésie, si on y avait vu comme un avertissement et qu'on ait empêché cette femme de devenir enceinte, il est probable qu'on lui aurait évité sa tuberculose speluncique. Le long espace de temps qui s'est écoulé entre sa pleurésie et l'époque où nous l'avons vue (8 ans) était suffisant pour admettre qu'avec un traitement bien compris, institué dès le début — la tuberculose n'ayant pas suivi ici, selon toute vraisemblance une marche aiguë — on aurait obtenu de très bons résultats.

OBSERVATION VIII (personnelle). — *Pleurésies à frigore; tuberculose pulmonaire consécutive.* — T..., 22 ans, soldat au 122ᵉ régiment d'infanterie, entre à l'hôpital le 16 mars 1903 dans le service de M. le professeur Grasset, salle Martin-Tisson, n° 3.

Questionné sur ses antécédents héréditaires, T... nous apprend qu'il est fils unique; son père et sa mère sont bien portants, le premier tousse un peu; ces renseignements ont été corroborés par le médecin de la famille, auquel nous avons écrit et qui nous a répondu qu'il n'avait relevé aucune tare tuberculeuse chez les ascendants de T...; ce dernier n'a jamais été malade avant six ou sept mois; à cette époque il a eu une pleurésie avec épanchement due à un refroidissement, ce sont les termes du médecin traitant. Cette pleurésie a très bien guéri, puisque, quatre mois après, T... partait pour le service militaire Depuis son incorporation, il ne s'est jamais fait porter malade, il ne toussait pas, et a exécuté les mêmes travaux que ses camarades. Lundi dernier, 9 mars, pendant l'exercice, il a ressenti des frissons et un point de côté gauche; à partir de ce moment il a toussé un peu, malgré ce, il continue à faire son ser-

vice jusqu'au 15: ce jour-là il se présente à la visite et est envoyé à
l'hôpital avec le diagnostic de pleurésie.

A la visite du matin, nous ne le trouvons pas trop dyspnéique, mais
avec une douleur du côté gauche, douleur qui est exagérée par la
toux et les fortes inspirations. La température est à 39°1.

En avant, il y a du skodisme à gauche, mais l'espace de Traube est
sonore, en arrière, la matité remonte jusqu'à l'épine de l'omoplate.
Abolition des vibrations ⟶ souffle ⟶ égophonie

19 mars. Le souffle est très-net, l'espace de Traube est toujours
conservé ; on ne constate pas d'augmentation de la quantité du
liquide. Péndant ces trois jours, la température a oscillé entre 38°
et 39°. On prescrit 2 gr. de théobromine.

20. État stationnaire On donne 3 gr. de théobromine.

21. 4 gr. de théobromine. Les signes physiqués sont les mêmes

24. On a supprimé la théobromine depuis deux jours ; la température a un peu baissé, elle ne dépasse pas 38°,6 le soir et 37°,5 le
matin. Cependant le liquide a augmenté ; le maximum des bruits
du cœur est à droite du sternum, et l'espace de Traube est devenu
mat. On se décide à faire une ponction qui permet de retirer
1.800 cc. d'un liquide séro-fibrineux.

25. Hier au soir, la température est montée jusqu'à 39°,1 ; ce
matin, le thermomètre ne marque que 37°, 4. Le pouls bat à 88, la
tension est de 14 Le sommet gauche et l'espace de Traube sont
redevenus sonores, les bruits du cœur s'entendent au lieu d'élection.
On ordonne des piqûres de caféine (0,50 cent. par jour).

27. Le cytodiagnostic a donné, avec le liquide de l'épanchement,
une formule nettement lymphocytaire ; le séro d'Arloing-Courmont
a été positif avec le sang du malade. L'inoscopie, d'après le procédé
de Jousset, n'a pas permis de déceler de bacilles

Il y a du skodisme au sommet gauche, et de la matité plus bas ;
les vibrations sont abolies ; l'inspiration est à peu près nulle et
l'expiration prolongée ; on entend de nouveau les bruits du cœur
à droite du sternum.

La température se maintient autour de 38°.

On supprime la caféine et on ordonne la digitaline pendant trois
jours : 1 milligr. le premier jour, 3/4 de milligr. le deuxième, et
1/2 le troisième.

30. Le malade sue un peu la nuit. L'espace de Traube est sonore,

il y a un peu de submatité au sommet gauche ; en arrière, le souffle ne s'entend que dans la partie supérieure; plus bas, obscurité, égophonie et souffle à la voix chuchotée. Le liquide semble se reformer On reprend la théobromine.

1er avril. Le malade se sent un peu mieux ; on continue la théobromine et on y adjoint de la tisane de chiendent avec du nitrate de potasse.

3. La température ne descend pas beaucoup, elle se maintient toujours dans les environs de 38°. On entend en arrière un gros souffle, de l'égophonie, mais peut-être quelques frottements dans la partie supérieure.

6. La température a de la tendance à faire de grandes oscillations. Le malade ne se sent pas plus mal.

7. Certains signes font supposer que le liquide est en train de se reformer ; on perçoit cependant quelques frottements en arrière.

8. L'espace de Traube, qui, hier, paraissait submat, a repris sa sonorité normale ; le sommet est toujours submat. On perçoit aujourd'hui très nettement les frottements en arrière, avec peut-être un foyer de râles dans le tiers moyen.

11. La température s'est régularisée et abaissée ; au-dessous de 37° le matin, elle n'atteint pas 38° le soir. Les frottements ne sont pas douteux ; quant aux râles, on ne peut affirmer leur existence, mais ce qu'il y a de très net, c'est un souffle très intense.

16. Etat à peu près stationnaire, avec un peu plus de fièvre cependant. Frottements et souffle en arrière.

20. La température se maintient dans les environs de 37° depuis quelques jours. L'espace de Traube est très bon et les bruits du cœur s'entendent très bien sous le mamelon gauche.

En arrière, matité jusqu'à l'épine de l'omoplate , mais les vibrations ne sont pas abolies, et on entend la respiration (soufflante, il est vrai) presque jusqu'en bas.

22. — On ordonne des pointes de feu.

27. — La fièvre s'élève un peu plus le soir et arrive même à 38°. Mêmes signes stéthoscopiques avec, en plus, un peu de bronchophonie à l'endroit où l'on perçoit le souffle.

2 mai. — La matité n'a pas diminué en arrière. Les vibrations sont diminuées mais non abolies. Frottements jusqu'en bas. Le souffle n'existe qu'à la voix chuchotée. Bronchophonie.

Au sommet gauche en avant, on trouve : de la diminution de la
sonorité, de l'augmentation des vibrations, de la rudesse dans
l'inspiration et de l'expiration prolongée.

Le malade est réformé depuis hier. La température s'abaisse
graduellement depuis quelques jours, et le 3 mai, la veille de son
départ, le thermomètre n'arrive pas à 37° ni le matin, ni le soir.

Cette observation est très intéressante et elle soulève de
graves problèmes. Disons d'abord que nous considérons ce
malade comme un tuberculeux pulmonaire au début. Le
schème II de Grancher, qu'il présente sous la clavicule, nous
en est une preuve en plus des autres signes stéthoscopiques
signalés dans l'observation. Mais nous pensons malgré tout
que cet homme pourra encore avec beaucoup de soins guérir
de sa tuberculose. L'intérêt de ce cas réside dans ces deux
pleurésies faites successivement par le sujet à un intervalle
de temps assez grand, avant le début de sa tuberculose pulmonaire. Si lors de la première, au lieu de soumettre ce
jeune homme aux rigueurs des débuts du service militaire,
on l'avait réformé, il aurait peut-être conservé ses poumons
indemnes. De là l'importance qu'il y aurait dans de pareilles
circonstances, comme le fait remarquer Ricochon, à consulter le médecin traitant ; ce dernier dans le cas présent
nous écrivait en effet qu'il considérait T... comme doté
d'une santé plutôt faible. « La vie civile envoie à la caserne
beaucoup de tuberculisables et celle-ci lui renvoie beaucoup
de tuberculeux »[1]; aussi, nombre de médecins militaires sont-
ils d'avis que tout convalescent de pleurésie doit être
réformé [2].

---

[1] Ricochon : Tuberculose civile et militaire, influence réciproque. Cong. pour
l'étude de la Tub. 4° session 1898 p. 780. — Voir aussi Lowenthal : La Tub. dans
l'armée française et Kelsch: même sujet in Revue de la Tub. 1902 p. 365 et 499.
[2] Kelsch et Vaillard. — Loc. cit. p. 168.

OBSERVATION IX [1]. *Pleurésie à frigore reconnue de nature tuberculeuse à la suite de la tuberculisation d'organes autres que la plèvre.* = Le nommé X..., 27 ans, sans antécédents héréditaires suspects, vient nous consulter le 23 mars 1889 pour un point de côté avec oppression qu'il attribue a un refroidissement pris 15 jours auparavant dans une course faite sur l'impériale de l'omnibus.

Nous constatons les signes classiques d'un épanchement pleural gauche assez abondant. Pas de fièvre ; sueurs la nuit ; un peu d'amaigrissement. Toux sèche depuis la fin de janvier.

Le cœur est refoulé à droite Une première ponction faite le lendemain donne issue à 1500 gr. de liquide citrin. Soulagement considérable. Plus de sueurs nocturnes Plus de point de côté. Plus de dyspnée.

A l auscultation, la respiration est normale dans les sommets.

3 avril, la dyspnée ayant reparu et la matité ayant augmenté, nouvelle ponction, qui donne 800 gr. de liquide. Amélioration considérable de tous les phénomènes. Persistance de la matité à la base. Frottements pleuraux dans les 2/3 inférieurs du thorax à gauche. Rien de suspect dans le poumon. Persistance des sueurs nocturnes. Le malade reprend cependant un peu d'embonpoint.

Juin 1889. — L'épanchement n'a pas reparu. Adhérences pleurales dans tout le 1/3 inférieur du poumon gauche.

Octobre 1889. — A la suite d'un traumatisme, gonflement du coude gauche. Empâtement peu douloureux. Signes d'arthrite fongueuse. Immobilisation Pointes de feu.

Février 1890. — Amaigrissement. Sueurs nocturnes. Toux sèche sans expectoration; à l'aucultation, respiration rude et saccadée au sommet droit. Révulsion Suralimentation. Amélioration des phénomènes généraux.

Août 1890. — Râles sous-crépitants fins dans le sommet droit. Troubles légers de la respiration au sommet gauche.

En plus de l'intérêt qu'elle présente au point de vue qui nous occupe , cette observation peut être regardée comme une application à la clinique des expériences de Max Schüller.

1 PIOJAY. - Des pleurésies tuberculeuses. Th. de Paris 1890-91 No 203 p. 6'.

Observation X [1]. — *Pleurésie primitive.* — *Par la clinique: tuber-culose post-pleurétique.* — *Par l'inoculation: pleurésie tuberculeuse.* — *Par les cultures : pas de microbes banals dans l'épanchement.* — Le nommé B. ., étudiant, âgé de 39 ans, entre le 9 juin 1897, salle Lorain, lit nº 18, à l'hôpital Saint-Antoine. Dans ses antécédents héréditaires, nous ne trouvons pas de tuberculose. Il n'a eu qu'un frère lequel est mort à 46 ans « d'une fluxion de poitrine » survenue au cours d'une bronchite chronique qui datait de 2 ans. B.. , n'avait jamais été malade jusqu'à son mariage. Sa femme est morte il y a 4 ans de tuberculose pulmonaire.

Il a eu une seule maladie, il y a 6 ans : une congestion pleuro-pulmonaire qui dura 3 semaines environ et dont il se rétablit très vite et très complètement. Sa santé resta absolument bonne jusqu'aux premiers jours de ce mois. Une dizaine de jours avant son entrée à l'hôpital, il a senti une légère douleur dans la région du mamelon gauche. En même temps il a eu quelques frissons et il a perdu l'appétit Il a pourtant continué à vaquer à ses occupations pendant plusieurs jours.

Lors de son entrée, on constate tous les signes d'un épanchement dans la plèvre gauche, sans troubles fonctionnels, sans toux et sans douleur.

9 juin. — Thoracentèse : 1 litre de liquide séro-fibrineux.

12 — — : 1 litre —

18 — — : 1 litre —

10 juilllet. Le malade part pour Vincennes, très amélioré, mais gardant encore un peu de liquide dans sa plèvre. Il revient dans le service le 16 août, où on lui fait d'urgence une thoracentèse : 1,500 grammes.

Peu à peu, on voit apparaître des signes de tuberculose pulmonaire évidente aux deux sommets.

Malgré les soins dont B.... a été entouré, nous voyons ici que la tuberculose a continué à faire des progrès et que les poumons n'ont pas tardé à être pris. Pourquoi ? La raison nous échappe ; était-ce une forme plus maligne due à des

[1] Sicard — in Th. de Le Damany, déjà citée, p. 93.

microbes plus virulents ou plus nombreux? c'est possible,
et les nombreuses ponctions qu'on a dû faire plaideraient
dans ce sens. Malgré ce, nous avons la conviction que la
thérapeutique et l'hygiène ne doivent pas être sans prises
sur les cas semblables, car ceux-ci gardent toujours quelque
chose du pronostic, bénin en général, des tuberculoses des
séreuses.

OBSERVATION XI [1] (résumée).— Michel L..., âgé de 62 ans, maçon,
entre le 17 mai, salle Piorry, lit n° 31 Son père est mort à 72 ans,
sa mère à 48 ans, il a un frère bien portant et quatre sœurs bien
portantes. Six sont morts en bas-âge, il ne sait de quelle maladie.
En 1861, il a eu dans la région sous-clavière gauche, un abcès pro=
duit par les frottements des courroies de son sac de soldat. Cet
abcès dura six mois. Il a un fils bien portant et une femme en
bonne santé.

Le début de l'affection actuelle remonte probablement au milieu
de mars. A cette époque, il se trouva un peu affaibli, quoique conservant un bon appétit et ne ressentant aucune souffrance. Le
3 avril, il a dû cesser de travailler. Entré chez M. Jaccoud le
16 avril (salle Jenner, lit n° 17), il y reste 26 jours. Rentré chez
lui le 12 mai, il a inutilement essayé de reprendre son travail.

Il revient à l'hôpital le 17 mai avec les signes d'un gros épanchement à droite. La température oscille entre 38° et 39°. Le malade
tousse fréquemment et expectore quelques crachats muqueux.

24 mai. L'épanchement a diminué un peu par une évacuation de
200 cc. de liquide séro-fibrineux. Sous la clavicule droite on trouve
nettement le schème II de Grancher.

25. Légère diminution de l'épanchement ; frottements pleuraux.

20 juin. Nouvelle ponction par laquelle on retire 1 litre 1/2 de
liquide séro-fibrineux

23. Matité, silence, abolition des vibrations à la base droite.
La température, qui a oscillé entre 38° et 39°, est maintenant au
voisinage de 37° le matin et de 38° le soir.

[1] LE DAMANY. Th. de Paris, 1897-98, N° 66, pag. 96

14 juillet. Nouvelle ponction qui donne 600 gr. de liquide séro-fibrineux.

2 août. L'épanchement ne se reproduit pas, mais le malade se cachectise. La matité est normale aux deux sommets, en avant et en arrière. Submatité dans toute la fosse sous-épineuse droite. Dans la fosse sus-épineuse, du même côté, le murmure vésiculaire est très affaibli, et nous y entendons de plus quelques craquements humides.

5 septembre. Pas de modifications notables dans son état. Le diagnostic de tuberculose devient de plus en plus évident.

L'inoculation au cobaye du liquide séro-fibrineux démontre la nature tuberculeuse de la pleurésie.

Nous ne voudrions pas avoir l'air de faire des hypothèses plus ou moins fantaisistes, mais, à notre avis, nous trouvons dans cette observation les trois phases que nous décrivons dans notre thèse. La première affection pour laquelle ce malade a été soigné par Jaccoud, pourrait bien être une septicémie tuberculeuse qui a déterminé une pleurésie, à la suite de laquelle est survenue de la tuberculose pulmonaire. Cette opinion, que nous ne craignons pas de soutenir, a été soutenue, nous le verrons, dans des cas analogues, par deux des maîtres de la médecine contemporaine.

OBSERVATION XII [1]. — Un garçon de 28 ans, vigoureux mécanicien de son état, entre dans mon service pour une pleurésie, *a frigore*, prise trois semaines avant. Rien ne pouvait faire suspecter la tuberculose, c'était un type de pleurésie franche. Je constate, à gauche, un grand épanchement que j'évalue à 2 litres, je commence par retirer un litre de liquide séro fibrineux. Quelques jours plus tard, je retire un second litre. Tout va bien, le malade guérit et retrouve sa belle santé. Mais six mois plus tard il revient dans mon service avec les signes d'une méningite, et il succombe en quelques jours. A l'autopsie, nous constatons la guérison de la pleurésie, il ne reste plus que quelques adhérences pleurales, mais nous trou-

[1] DIEULAFOY. — Cliniq. méd. de l'Hôtel-Dieu, t. IV, p. 8.

6

vons une méningite tuberculeuse et quelques *granulations au poumon*.

Dans ce cas, à la pleurésie succède non seulement une tuberculose pulmonaire, mais aussi une méningite de même nature qui emporte le malade. Nous avons vu que cette éventualité était relativement assez fréquente dans la tuberculose des séreuses, en raison de la tendance qu'acquiert le bacille de Koch à faire une seconde localisation séreuse après en avoir fait une première. Enfin, cette observation montre bien que la pleurésie était primitive, puisqu'on n'a trouvé à l'autopsie que quelques granulations dans le poumon, 6 mois après la pleurésie.

Les trois observations que nous allons donner maintenant ont trait à des pleurésies hémorragiques ; celles-ci aussi reconnaissent très souvent pour cause la tuberculose. « Plus je vais et plus je crois à la rareté de l'hématome pleural. C'est presque toujours de la tuberculose[1] ». Et Dieulafoy, à qui nous empruntons cette phrase, soutenait encore — nous allons le voir du reste — que cette pleurésie hémorragique pouvait apparaître comme la révélation initiale de la tuberculose.

OBSERVATION XIII[2] (Résumée). — *Pleurésie avec épanchement hématique ; Six ponctions ; Mort* — Ducr.. , 24 ans, quartier-maître des équipages de la flotte, entré à l'hôpital du Val-de-Grâce le 25 juillet 1886. D'une constitution assez vigoureuse, cet homme avait toujours joui d'une bonne santé jusque vers la fin du mois d'août 1885, époque à laquelle il fut atteint de dysenterie dans les

---

[1] DIEULAFOY cité par FALIECH.—Des épanchements hémorragiques de la plèvre. Thèse de Paris, 1899-1900, n° 305, pag. 27.

[2] KELSCH et VAILLARD. — Lésions et nature de la pleurésie. Archives de Physiologie, 1886, tom. VIII, pag. 193.

mers de Chine. Le malade fut rapatrié à cause de son état, qui s'aggravait. Pendant la traversée, phlébite des deux veines crurales. A son arrivée en France, il entre à l'hôpital.

L'anémie et la faiblesse sont extrêmes ; teint terreux, diarrhée, apyrexie. L'exploration des divers organes, et notamment de la poitrine, ne révèle aucune altération.

Vers les premiers jours de mars, légère amélioration locale et générale.

20 mars On découvre, dans le côté droit du thorax, un vaste épanchement qui ne s'était révélé que par un peu de gêne dans la respiration et une douleur vague dans le flanc droit. La thoracentèse donne issue à 3 litres 400 d'un liquide séreux fortement hématique.

Depuis ce moment jusqu'au 21 mai cinq autres ponctions ont été faites. I a quantité de liquide extrait par chaque ponction a varié entre 1 et 2 litres. En outre du caractère hématique qui ne s'est pas modifié jusqu'à la fin, l'épanchement a pris, à partir de la quatrième ponction, un aspect trouble et fourni un dépôt boueux, hémato-purulent. Malgré des améliorations momentanées, le malade, miné par la fièvre hectique, s'acheminait lentement vers le marasme, lorsqu'une broncho-pneumonie à gauche, survenue le 16 mai, précipita la mort, qui eut lieu le 30 mai

La nature tuberculeuse de la pleurésie fut reconnue à l'autopsie. Un examen minutieux fait découvrir, dans le parenchyme pulmonaire du côté droit, quelques rares granulations infiniment petites, transparentes et de développement évidemment récent. Les ganglions bronchiques ne sont pas sensiblement modifiés ; l'un d'eux toutefois présente un foyer caséeux miliaire.

Le poumon gauche est engoué sans autre altération.

Le péritoine est sain.

On n'a pu ici, du vivant du malade, se douter de la tuberculose pulmonaire ; on ne l'a constatée qu'après la mort, mais l'observation n'en est pas moins probante pour nous. Si une broncho-pneumonie n'était pas survenue et n'avait emporté le malade, on aurait assisté, sans aucun doute, à l'évolution de la tuberculose pulmonaire sur cet organisme déprimé, mais nous soutenons aussi que, si l'état général de Ducr... avait été moins mauvais, il aurait tout aussi bien pu guérir complètement de sa pleurésie et éviter la bacillose viscérale, car le pronostic de cette pleurésie hémorragique est, comme l'admet Dieulafoy, relativement bénin ; comme exemple nous pouvons citer l'observation suivante :

OBSERVATION XIV [1]. — Il s'agit d'une femme âgée de 68 ans, bien conservée et robuste, indemne de tout antécédent héréditaire ou personnel de tuberculose.

Le 27 novembre 1895 elle tombe de 3 mètres de hauteur, se fracture les 7e et 8e côtes gauches et a une hémoptysie abondante. Elle est admise et soignée dans le service de M. Schwartz.

Le 15 décembre, on constate l'existence d'un petit épanchement pleurétique gauche. La malade passe dans nos salles, et deux jours après nous lui retirons 950 grammes d'un liquide séreux et nettement hémorragique.

Les jours suivants, l'épanchement ne se reproduit pas, et le 20 janvier cette femme nous quitte complètement guérie, ne présentant aucun signe suspect du côté des sommets.

8 cc. du liquide hémorragique sont inoculés à un cobaye. dont l'autopsie révèle des lésions nettement tuberculeuses quoique minimes.

Où il est prouvé une fois de plus que la pleurésie, quelle qu'en puisse paraître la cause, est suspecte même chez des gens chez lesquels on ne s'attend pas à trouver la tuberculose. Dans le cas présent, le traumatisme a rempli le rôle du froid, et Chauffard a bien raison quand il dit qu'il faut se méfier des pleurésies traumatiques.

Dans la dernière de nos observations de pleurésies hémorragiques, nous trouvons une nouvelle preuve des localisations multiples du bacille de Koch sur les séreuses :

[1] CHAUFFARD. — Pathogénie des pleurésies traumatiques, *Semaine médicale*, 1896, pag. 81.

OBSERVATION XV [1]. — Un homme, à la suite d'un traumatisme thoracique, présenta des phénomènes d'épanchement pleural hémorragique. La ponction fut pratiquée, l'épanchement se reproduisit. Ce malade présentait en même temps des signes de cirrhose et des phénomènes nerveux graves, délire, troubles moteurs, etc. On voulut rattacher en clinique ces phénomènes nerveux à la lésion hépatique. L'autopsie montra les lésions suivantes :

1° Un foie atteint de cirrhose pigmentaire ;

2° Une rate grosse et pigmentée;

3° Une pachy-pleurite tuberculeuse énorme sans tuberculose pulmonaire ;

4° Une tuberculose méningée.

En fait d'exemples de pleurésie purulente, nous serons encore moins riche et nous ne pourrons en citer qu'un. Dans ces cas, en effet, les lésions de la plèvre sont beaucoup plus profondes et le poumon est presque toujours touché en même temps ; or, quand on se trouve en présence de deux lésions presque concomitantes, il est assez difficile de préciser laquelle des deux a commencé; ce n'est que dans des cas comme le suivant qu'on peut l'affirmer :

OBSERVATION XVI [2] (résumée). — *Pleurésie purulente ; Empyème; Mort.* — Am..., agent comptable de la marine, âgé de 34 ans, est admis à l'hôpital du Val-de-Grâce le 16 septembre 1885, pour une pleurésie droite datant de 3 semaines. L'épanchement remplit toute la cavité pleurale. Les poumons paraissent indemnes. La fièvre est élevée, l'anémie profonde et l'amaigrissement déjà accentué.

Une ponction, pratiquée le 18 septembre, donne issue à 3 litres de pus. Le mouvement fébrile momentanément atténué se relève de nouveau à partir du 24.

Le 29, l'empyème est pratiqué. La fièvre persiste et l'amaigrissement fait des progrès rapides.

[1] AUSCHER. — *Société anatomique*, 1896, pag. 42.
[2] KELSCH et VAILLARD. — Loc. cit. p. 202.

Le 13 octobre, un épanchement pleurétique se forme rapidement à gauche et nécessite une ponction ; le 26, l'opération
donne issue à un litre de sérosité hématique, laissant déposer une
épaisse couche purulente. La fièvre tombe, mais l'état général
baisse de plus en plus et le malade meurt dans le marasme le
31 octobre.

L'autopsie permet d'affirmer la nature tuberculeuse des 2 pleurésies

Le poumon droit présente à la partie moyenne du 1/3 inférieur, immédiatement au-dessous de la plèvre, un semis granuleux
récent, à peine appréciable à l'œil.

Le poumon gauche est exempt de tubercules.

Enfin, nous citerons trois observations de pleurésie sèche.
Dans ces cas et si l'on se place à notre point de vue, on
se trouve encore en présence d'un embarras analogue à
celui que nous avons signalé à propos des pleurésies purulentes, parce qu'en général, ces pleurites ne font que
traduire une lésion préexistante des poumons ; elles ne
sont la plupart du temps qu'une réaction pleurale vis-à-
vis de la tuberculose pulmonaire ; nous n'en voulons pour
preuve que cette submatité, dite en sablier par M. le professeur Grasset (submatité au sommet et à la base, sonorité
entre les deux), que l'on trouve souvent au début de la
tuberculose pulmonaire et qui n'est anatomiquement qu'un
épaississement pleural.

En ce qui concerne nos observations, il nous a semblé
cependant que le début avait été surtout pleural. Ce sont
tous les trois des militaires, qui n'étaient vraisemblablement pas tuberculeux au moment de leur incorporation ;
or, ce qui est le plus marqué en ce moment, ce qui domine, c'est leur lésion pleurale ; quant à la lésion pulmonaire, qu'on devine plus qu'on ne la décèle, elle est
au deuxième plan ; de plus, nous admettons pour ces cas
le pronostic bénin des tuberculoses des séreuses.

OBSERVATION XVII (personnelle). — O. ., Joseph, 23 ans, bou-chonnier, actuellement au 122ᵉ régiment d'infanterie. Entre à l'hôpital dans le service de M. le professeur Grasset salle Martin-Tisson Nᵒ 3, le 16 mai 1903, pour douleur du côté droit. Cette douleur a débuté le 1ᵉʳ mai ; depuis cette époque O... tousse et crache un peu ; il est essoufflé. Il a continué à faire son ser-vice pendant quelques jours, mais se sentant de plus en plus fatigué il se fait porter malade ; il entre à l'infirmerie, où il passe deux ou trois jours, puis est envoyé à l'hôpital. En outre des symptômes signalés plus haut le malade nous accuse quelques palpitations de cœur et un peu d'amaigrissement. Il a eu une fièvre typhoïde à 17 ans et deux pneumonies quelque temps après. — Jamais d'hémoptysie — Léger degré d'éthylisme.

Dans les antécédents héréditaires nous ne trouvons rien à relever.

La température prise à l'infirmerie a oscillé entre 36ᵒ 5 et 37ᵒ,8 ; actuellement, il n'a plus de fièvre. Le pouls bat 56 à 60 pulsations dans la position allongée et 80 dans la position assise, la tension artérielle varie entre 18 et 19.

On trouve comme signes physiques de la submatité à la base droite avec des frottements très nets ; à la base gauche, on entend aussi quelques frottements mais bien moins qu'à droite.

A un examen pratiqué le 9 juin, on trouve les mêmes signes que précédemment mais en plus un schème II de Grancher très net au sommet droit. Il n'y a pas d'expiration prolongée.

Le séro d'Arloing-Courmont est positif.

OBSERVATION XVIII (personnelle). — Gilles B..., 22 ans, berger, fait actuellement son service au 122e régiment d'infanterie.

Dans les antécédents nous ne trouvons rien à signaler du côté de ses parents ; quant à lui, il n'a eu qu'un rhumatisme à l'âge de 19 ans qui a duré 6 mois.

B.... se sent fatigué depuis le commencement du mois de mai, il a ressenti à cette époque une douleur dans le côté gauche mais peu marquée ; depuis, elle est allée en augmentant ; il tousse et crache mais très peu ; le point de côté est exagéré par la toux. Après un séjour d'une dizaine de jours à l'infirmerie régimentaire, B..., entre à l'hôpital le 24 mai 1903 dans le service de M. le professeur Grasset, salle Martin-Tisson nᵒ 2. A l'interrogatoire, nous apprenons ce que nous venons de dire ; sauf l'appareil respiratoire, tous les autres appareils fonctionnent très bien. Cependant il faut noter de l'amaigrissement, quelques sueurs nocturnes et de la faiblesse générale.

Apyrexie complète. Au pouls nous trouvons 72 pulsations quand le sujet est couché et 88 quand il est assis : sa tension artérielle est à 18.

A la base gauche on entend des frottements qui correspondent à une zone de submatité. Au sommet gauche, nous trouvons de la submatité et une respiration rude ; dans les jours qui ont suivi, les frottements de la base gauche sont allés en diminuant.

OBSERVATION XIX (personnelle). — Casimir J..., ordonnance au 122e régiment d'infanterie (cultivateur dans la vie civile), entre à l'hôpital dans le service de M. le professeur Grasset, salle Martin-Tisson n° 5, le 9 juin 1903.

Antécédents héréditaires : rien à signaler.

Antécédents personnels : il y a deux ans, point de côté (?) à la suite d'un froid. Très léger éthylisme, pas de tabagisme.

La maladie actuelle a débuté il y a dix jours par de la courbature générale mais sans douleur bien localisée ; il y a cinq jours, quelques frissons et un léger point de côté à gauche. J.... a continué à travailler jusqu'au 8 juin, veille de son entrée à l'hôpital Il se plaint d'un peu d'essoufflement et d'une petite toux sèche ; la douleur ne l'empêche pas de se coucher sur le côté gauche ; il accuse et de la céphalée et de l'insomnie.

A l'examen, on note un peu de température 3 : 7°,5, un pouls variant entre 72 et 96 suivant la position et une tension artérielle à 17.

Au thorax, nous trouvons de la submatité sur toute la hauteur en arrière et à gauche ; à la base : frottements très perceptibles (bruit de taffetas).

Au sommet gauche nous avons de la submatité mais pas d'exagération des vibrations, la respiration est très différente des 2 côtés ; elle est rude à gauche avec une expiration bruyante et prolongée, mais il n'y a pas de râles même à la toux.

13 juin, on retrouve les mêmes signes ou à peu près, la température est à la normale. Le séro d'Arloing et Courmont vient confirmer le diagnostic de nature.

23 juin, M. le professeur-agrégé Rauzier, qui remplace M. Grasset, examine le malade. Il constate outre les signes donnés plus haut une légère submatité et un peu d'expiration prolongée au sommet droit.

CHAPITRE VI

Péritoine

Nous ferons dans ce chapitre plusieurs divisions Nous nous occuperons d'abord de la péritonite généralisée à toute la cavité péritonéale, nous passerons ensuite aux péritonites partielles et en terminant nous dirons quelques mots des hydrocèles.

a). La péritonite tuberculeuse peut certes présenter les tableaux symptomatiques les plus différents, depuis la péritonite aiguë[1] à grand fracas jusqu'à l'ascite la plus insidieuse. Nous n'avons pas le loisir de faire l'étude de ces différents cas, et nous nous contenterons de mettre en relief les quelques notions qui peuvent nous être utiles ou nous intéresser.

Et d'abord, au point de vue pathogénique, nous pouvons dire que la voie sanguine a été admise depuis longtemps par Marfan[2] et regardée par lui comme la plus fréquente de toutes, « cette diffusion des bacilles, dit-il, n'est pas suivie toujours d'une tuberculose généralisée, elle peut n'engendrer qu'un foyer local, et si, chez certains sujets, la séreuse péritonéale

---

[1] Voir GUILLEMARE : Péritonite tub. aigue, Th. de Paris 1897-98, N° 340. — CHOFARDET, Th. de Paris 1900-01 et SOTTY, Th. de Lyon 1909-01, N° 136 ; La péritonite tub. à début brusque simulant l'appendicite.

[2] MARFAN. — Presse médicale 28 avril 1894.

est un milieu de culture très favorable au bacille, on s'explique l'éclosion d'une péritonite tuberculeuse ». Nous avons déjà vu que le traumatisme aurait une grande influence sur cette localisation tuberculeuse.

C'est à propos du péritoine que nous pouvons reparler des expériences de Dobroklonski [1]. Cet auteur a montré que l'existence de lésion sur la paroi intestinale, de desquamation épithéliale, de modification locale quelconque, de processus inflammatoire antérieur n'était pas indispensable pour permettre le passage du bacille à travers l'épithélium intestinal ; ce passage de l'intestin au péritoine peut très bien s'effectuer dans les conditions les plus normales. Nous savons d'autre part que MM. Bosc et Blanc [2] ont montré que cette migration microbienne était fortement favorisée par les lésions nécrotiques et hémorragiques de la paroi intestinale.

Chose bizarre, il ne s'est pas passé pour la péritonite qu'on a appelée pendant longtemps « idiopathique » ce qui s'est passé pour la pleurésie. Du moment où on a reconnu qu'elle était tuberculeuse, tout le monde s'est rallié à cette idée, et il suffit aujourd'hui à un médecin de voir une jeune fille ou un adolescent présenter une ascite qui paraît spontanée pour songer immédiatement à la tuberculose. La tuberculose n'a pas rencontré ici les mêmes contradicteurs que lorsqu'il s'agissait de la plèvre. Pourquoi ? « Est-ce parce qu'une longue tradition nous a habitués à rapporter au froid toutes les maladies aiguës du thorax », disaient Kelsch et Vaillard [3] en 1886. Est-ce parce que la chirurgie depuis

---

[1] Dobroklonski — De la pénétration du bac de Koch d. l'organisme. — Arch. de Méd. expérimentale 1690, p. 265.

[2] Bosc et Blanc — Cong de Nancy 1896, cités par Dupré in traité de Méd. et Thérap. t. IV, p. 828.

[3] Kelsch et Vaillard. — Loc. cit. p. 168.

longtemps est venue nous permettre de nous rendre compte
de la nature des lésions. Depuis le jour où Spencer Wells, en
1862, ouvrit, par suite d'une erreur de diagnostic, le ventre
à une femme atteinte de péritonite bacillaire et où Kœnig [1]
pratiqua systématiquement la laparotomie dans la péritonite
tuberculeuse, se faisant ainsi le promoteur et le propagateur
de ce mode de traitement, on vit facilement que la tuberculose était la grande coupable dans tous ces cas ; et ici,
impossibilité d'invoquer la guérison comme une preuve du
contraire, puisqu'on avait constaté la lésion *de visu* ; du reste
cette guérison a pu, elle aussi, être constatée *de visu*.

Hirschberg [2], à l autopsie d'un malade mort de phtisie
pulmonaire et sur le péritoine duquel il avait pu constater
des granulations tuberculeuses lors d'une laparotomie faite
quelque temps auparavant, ne trouva plus trace des granulations constatées précédemment. Ahlfeld [3] dans un cas àna-
logue trouve, dans le cours d'une opération abdominale, le
péritoine couvert de granulations qui furent prises alors
pour des granulations cancéreuses. A l'autopsie, faite plus
tard, le péritoine fut trouvé complètement lisse et uni.

La guérison de la péritonite tuberculeuse n'était plus
niable, la clinique du reste concluait dans le même sens, et
on ne compte plus les succès opératoires. La fameuse malade de Spencer Wells put se marier quatre ans après son
opération, et vingt-sept ans après elle était encore parfaitement bien portante.

On voit que la localisation péritonéale peut être long-

[1] Kœnig. — Centralbl. f. Chir. 1884, p. 81, in Straus loc. cit. p, 778.

[2] Hirschberg ; [3] Ahlfeld cités par Guillemare — Th. de Paris, 1897-98,
n° 340, p. 60.

temps et quelquefois toujours [1] la seule manifestation de la maladie tuberculeuse.

Avant de donner nos observations, nous dirons que la loi de Godelier n'a pas la valeur absolue que certains auteurs ont voulu lui donner. Cette loi, qui voudrait que la tuberculose du péritoine soit toujours accompagnée de la tuberculisation de l'une ou l'autre plèvre, est vraie, nous ne le nions pas dans l'immense majorité des cas, comme nous le verrons dans quelques-unes des observations suivantes, et surtout dans le chapitre suivant ; mais nous sommes convaincu qu'il y a des exceptions et que le péritoine seul peut être pris. Castin [2] en cite un cas avec autopsie à l'appui.

OBSERVATION XX [3]. — Anna Chass. ., 20 ans, entre en septembre 1883 à Necker salle St-Anne n° 25 Elle maigrit depuis le mois de mai 1883.

A son entrée, elle présente une ascite modérée, de la fièvre, des vomissements, un amaigrissement considérable, etc.

M Blachez, alors chef de service, porte le diagnostic de péritonite tuberculeuse à forme ascitique.

M. Queyrat, interne du service, constata et me fit constater sous la clavicule gauche une respiration rude et basse, sans aucune altération du son ou des vibrations. Dans tous les autres points de la poitrine, le murmure vésiculaire était doux et moelleux. A la fin de novembre, on trouva dans le même point, sous la clavicule gauche, quelques craquements secs, et l'on pratiqua un peu de révulsion à l'aide de quelques badigeonnages iodés.

En janvier 1884, M. Rigal succède dans le service à M. Blachez. A cette époque, l'ascite a disparu et le ventre est rempli de tumeurs dures, irrégulières, les altérations du bruit respiratoire persistent.

Aujourd'hui 28 mars 1884, les symptômes de la péritonite tuber-

---

[1] TRABAUD. — Contribut à l'étude de la péritonite tuberculeuse chez l'adulte. Th. de Lyon, 1884-85, n° 265, p. 27.

[2] CASTIN.—Granulie à forme péritonéale. Soc. anat., 1896, p. 235.

[3] GRANCHER. — Diagnostic précoce de la phtisie pulmonaire. Soc. méd. des Hôp. 1884 p. 138.

culeuse ont disparu, sauf quelques indurations dans la région des ovaires, l'état général est meilleur, les vomissements ont cessé depuis longtemps, mais sous la clavicule gauche la respiration est toujours rude, et de plus il existe une submatité très nette qui s'accentue chaque jour. De sorte que, malgré cet amendement des signes de la péritonite, M. Rigal partage l'opinion de M. Blachez sur le diagnostic de péritonite tuberculeuse et croit en même temps à une lésion du poumon gauche de même nature.

Cette jeune fille ne tousse pas, ne crache pas encore, elle affirme n'avoir jamais ni toussé, ni craché.

Dès le premier examen, on a constaté quelque chose de suspect au sommet, mais il est bien évident que cette lésion était bien minime et qu'elle ne venait que pour confirmer, pour signer le diagnostic de tuberculose péritonéale, là en effet était la lésion primordiale, la maladie ; du reste, les événements ont confirmé cette manière de voir, puisqu'un an après le début de l'affection, la malade ne présentait que des signes très légers de tuberculose pulmonaire. Il est fort probable que, si elle a continué à être suivie par un médecin, elle a dû triompher d'une lésion aussi minime et à marche aussi torpide.

OBSERVATION XXI [1] — (résumée). Marie V…, 23 ans, domestique, entrée à la Charité, salle St-Basile n° 10 le 20 mai 1884 (service de M. Bernutz).

Cette malade est venue consulter à cause de l'augmentation de volume de son ventre, qui depuis trois mois ne cesse de grossir, sans occasionner d'ailleurs de douleurs notables.

Réglée à 15 ans, elle l'a d'abord été régulièrement ; mais depuis six mois les règles sont irrégulières et douloureuses. Nous ne relevons chez elle aucun antécédent de famille ; ses parents sont encore vivants ; elle a perdu une sœur, mais ne peut nous dire de quelle

[1] MORIN — Contribut. à l'étude de la tuberculose péritonéo-pleurale subaigué Th. de Paris 1884-85 n° 165 p. 133.

maladie elle est morte. Sa santé a toujours été bonne. A Paris, depuis deux ans, elle n'a fait aucune maladie Jamais elle n'a toussé ni craché de sang. Pas d'antécédents strumeux.

Il y a trois mois, elle s'est aperçue que son ventre enflait. En même temps l'appétit a diminué. Elle prétend avoir un peu maigri. Elle a eu parfois de la diarrhée, elle en a encore actuellement.

Au moment où nous la voyons, elle a le teint assez coloré. Elle ne paraît pas avoir subi d'amaigrissement notable. Elle ne tousse pas, si ce n'est, dit-elle, une fois par hasard.

L'examen de la poitrine est négatif, on ne trouve qu'un peu de rudesse de la respiration sous la clavicule droite, mais il n'y a ni submatité, ni perte d'élasticité sous le doigt.

Du côté des organes génitaux, nous constatons seulement un peu de leucorrhée ; l'utérus semble normal.

Rien au cœur. Pas de tachycardie.

Le ventre est uniformément développé et a le volume de celui d'une femme au terme d'une grossesse. Pas de circulation veineuse supplémentaire. La palpation provoque un peu de douleur au niveau de l'ombilic ; en dehors de l'exploration, il y a parfois des douleurs sourdes dans le même point.

Signes d'ascite.

On sent facilement une résistance profonde avec des inégalités et des points durs par places dans toute l'étendue du ventre. Pas de frottements.

Le diagnostic porté fut : tuberculose péritonéale sans lésions pulmonaires à marche subaiguë.

Dans le courant du mois de juin, la malade, soumise à la suralimentation (poudre de viande, œufs, lait), fut considérablement améliorée. Elle reprenait des forces et l'amaigrissement ne faisait pas de progrès. Le 15 juin, nous la trouvons avec un peu de fièvre, les pommettes sont rouges, les yeux brillants. Un peu d'épanchement dans la plèvre droite. Vésicatoire.

10 juillet. La malade, se sentant mieux, demande à sortir et part pour la campagne ; le ventre a un peu diminué, il est plus souple et totalement indolent. La diarrhée persiste, mais peu abondante. L'épanchement pleural a totalement disparu, mais on trouve un peu de submatité sous la clavicule droite, avec rudesse de la respiration et expiration prolongée dans la même région.

Dans cette observation, on a vu apparaître la tuberculose pulmonaire, qui n'existait pas au moment du premier examen ; mais, comme dans l'observation précédente, nous porterions un pronostic favorable, pourvu que la malade se place dans les conditions voulues pour parfaire sa guérison.

Dans les deux exemples suivants, nous trouvons dans les antécédents des malades une pleurésie ; nous aurions donc pu les citer dans le chapitre précédent ; si nous ne l avons pas fait, c'est que ces malades ont été examinés au moment de leur localisation péritonéale.

OBSERVATION XXII [1] (résumée). — Lamoing, garçon jardinier, 19 ans, entre à l'hôpital Necker, service de M. le professeur Potain, salle Saint-Luc, n° 7, le 8 septembre 1883.

Pas d'antécédents héréditaires.

S'est toujours bien porté jusqu'en septembre 1883. A cette époque, il ressentit des courbatures, perdit l'appétit. eut des maux de tête, des épistaxis abondantes, de la diarrhée, puis fièvre typhoïde (?) à symptômes peu accentués (on n'a point constaté de taches rosées lenticulaires). Défervescence le 24, il entre en convalescence.

Le 4 octobre, ascension nouvelle de la température, signes de pleurésie droite rapidement disparus. Nouvelles épistaxis, reprise de la prostration, on pense à une rechute de fièvre typhoïde, on ne constate pas encore de taches.

La température oscille entre 39° et 40°.

Pendant les mois de novembre et de décembre, on constate tous les signes d'une pleurésie à droite. Au mois de janvier, purpura, épistaxis abondantes et sueurs très marquées.

Au mois de février, la pleurésie, qui n'a jamais complètement disparu, paraît augmenter ; le 19 du même mois, cependant, l'épanchement est en voie de régression.

A cette même époque, apparaissent des vomissements et de la sensibilité du ventre, qui augmente de volume.

[1] BIAT. — Péritonite tuberculeuse à forme ascitique. Th. de Paris, 1883 84, n° 169, pag. 40.

Le 5 mars, on constate du liquide dans le ventre, toujours très volumineux.

Aux poumons, on trouve au sommet droit de la submatité, quelques râles sous-crépitants et de l expiration prolongée. A la base existent des frottements.

Les signes pulmonaires ont apparu en même temps que ceux de la péritonite, mais le malade avait déjà eu une localisation pleurale, ce sont donc bien les séreuses qui ont été prises en premier. A noter aussi dans ses antécédents une fièvre typhoïde pas très nette, ni très franche, puisque l'auteur met un point d'interrogation, fièvre typhoïde qui pourrait bien n'avoir été qu'une typho-bacillose. Nous avons vu que Landouzy a beaucoup insisté sur ces embarras gastriques indéterminés que l'on rencontre dans les antécédents de pas mal de bacillaires. Ici, c'est à la suite d'une rechute de cette typhoïde suspecte qu'est survenue la pleurésie.

OBSERVATION XXIII [1]. — (résumée). — Jean Labête, 50 ans, stéréotypeur, entre le 29 janvier 1884 à Necker, service de M. Potain.

Antécédents héréditaires. — Nuls.

Antécédents personnels. — Pas d'éthylisme. — Avant le mois de décembre 1882, il ne se rappelle pas avoir été malade ; à cette époque, il eut une pleurésie droite, ponctionnée dans le service, on retira 750 grammes de liquide.

Le malade sortit le 31 janvier 1883 incomplètement guéri

Le 8 juillet de la même année, il rentre de nouveau pour un épanchement pleural du côté gauche. On pratique une ponction qui donne 1000 grammes d'un liquide très foncé, sanguinolent. Il sort le 31 en voie de guérison.

Jusque-là, on ne constate aucune modification dans l'état du sommet de ses poumons.

En septembre, affection du poignet droit caractérisée par du gonflement et de la douleur. L'état général est peu satisfaisant.

---

[1] BIAT. — *Loc. cit.* p. 36,

Au commencement de janvier, le malade s'aperçoit que son ventre grossit et il entre à l'hôpital le 29.

Le ventre est très gros, avec circulation complémentaire et sensation de flot très nette. Le liquide est très mobile. Le foie et la rate ne semblent pas présenter de modifications dans leur volume.

A ce moment, on trouve à l'examen du thorax (le malade tousse beaucoup depuis peu de temps) :

A gauche, matité dans les fosses sus et sous-épineuses, murmure vésiculaire très affaibli ; résonance de la voix manifeste ; pas de râles.

Du côté droit : De la respiration supplémentaire un peu rude, sans souffle ni râles.

Des collections purulentes formées dans le poignet droit se sont ouvertes laissant persister plusieurs fistules.

Nous retrouvons encore ici deux pleurésies qui ont précédé la péritonite et aussi une arthrite très probablement de nature bacillaire, ce qui prouve une fois de plus que les localisations séreuses de la tuberculose peuvent être multiples avant que celle-ci arrive aux poumons.

L'observation qui suit est on ne peut plus intéressante et pleine d'enseignements; elle est une réponse à ceux qui seraient tentés de croire qu'on met trop souvent la tuberculose en avant, qu'on la voit partout un peu trop facilement. Il y a peu de temps, on n'aurait pas manqué dans un cas analogue, surtout s'il s'était agi d'une pleurésie, de crier à la pleurésie syphilitique, et voilà que, grâce à l'inoscopie, on peut prouver malgré les accidents syphilitiques concomitants la nature tuberculeuse de l'affection. Sans cette preuve, il est probable que les accidents pulmonaires, eux aussi, auraient été mis sur le compte de la syphilis.

OBSERVATION XXIV [1]. — Je fus appelé en ville auprès d'un

---

[1] BÉCLÈRE. — Inoscopie appliquée au diagnostic des ascites tuberculeuses. Soc. Méd. des Hôp., 1903, p. 35.

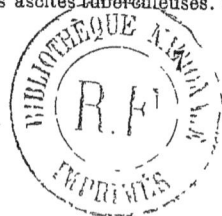

homme d'une trentaine d'années qui avait été soudainement pris de toux avec fièvre, phénomènes attribués par le médecin traitant à l'influenza. L'état fébrile se prolonge, le ventre grossit, et des signes d'épanchement péritonéal apparaissent en même temps qu'une éruption de papules circinées syphilitiques. L'accident primitif remonte à 15 ans et aucun accident spécifique n'a été observé dans l'intervalle.

On ponctionne l'abdomen et l'examen inoscopique, pratiqué sur deux litres de liquide, permet d'y retrouver le bacille de Koch.

Ultérieurement apparaissent au sommet droit des signes de ramollissement. Le traitement spécifique fait rapidement disparaître l'éruption, sans entraver la marche des accidents pulmonaires et abdominaux.

On sait depuis longtemps que l'alcoolisme est souvent facteur de bacillose; sans aller jusqu'à dire qu'il fait « le lit de la tuberculose », tout le monde est d'accord pour reconnaître son action prédisposante vis-à vis de cette maladie, Lancereaux a soutenu que c'était dans la tuberculose des séreuses, et notamment dans celle de la séreuse péritonéale, qu'il pouvait être mis en cause [1].

Cette question vient d'être reprise à un nouveau point de vue; depuis longtemps déjà, on s'était aperçu que dans l'ascite des cirrhotiques il fallait tenir compte de l'irritation, de l'inflammation du péritoine et ne pas en faire seulement le résultat d'une compression mécanique. Rendu [2], entre autres, a mis ce point en lumière; d'un autre côté, l'attention des auteurs [3] avait été attirée par la coexistence fré-

---

[1] GARANDEAUX.— De la tuberculose chez les buveurs et de ses rapports avec la cirrhose. Th. de Paris, 1878, n° 340.

[2] RENDU. — Dict. Dechambre. Article : Foie (pathologie), p. 98.

[3] TAPRET. — De la péritonite chronique d'emblée, th. de Paris, 1878, n° 120. DELPEUCH : Essai sur la péritonite tuberculeuse. Th. de Paris 1883, n° 124, p: 38. DEGUY : Péritonite granuleuse et cirrhose atrophique. Archives générales de Médecine, 1898, t. I, p. 671.

quente de la cirrhose et de la tuberculose, mais ce n'est que
tout dernièrement qu'on a soutenu que « nombre d'ascites
qu'on rapporte à des cirrhoses alcooliques ressortissent en
réalité à des tuberculoses péritonéo-hépatiques discrètes,
latentes, méconnues..... des crypto-tuberculoses [1]. »

Triboulet [2] se demande même si, au lieu d'être secondaire,
la tuberculose ne peut pas réclamer un rôle de premier
plan. Voilà donc une nouvelle question, celle des ascites,
grâce à ces nouveaux procédés de recherches, en train de
subir une évolution. Sans aller aussi loin que les deux auteurs
que nous venons de citer, on peut, ce nous semble, et sans
être très révolutionnaire, regarder cette coexistence non plus
comme fortuite mais comme fréquente ; d'après Jousset, elle
serait presque la règle [3].

Nous empruntons à Triboulet une de ses observations qui
rentre bien dans notre sujet, puisqu'on a vu survenir des
signes de tuberculose pulmonaire après une localisation
péritonéale et deux localisations pleurales.

Observation XXV [4]. — Il s'agit d'un homme de 34 ans, somme-
lier.

Dans les antécédents : scarlatine (?), variole et fluxion de poitrine.

Actuellement, depuis décembre 1902, perte de l'appétit, pituites
matinales, pyrosis alternatives de diarrhée. Ceci a été rapidement accompagné d'une ascite à développement rapide. Le 10 janvier, le malade cesse son travail et le 22, il entre à l'hôpital. A
l'examen, syndrome ascitique classique avec circulation collatérale,
rate non appréciable, mais foie volumineux, débordant bien les
fausses côtes de tout un travers de main, foie à bord induré, un
peu inégal. Rien dans les plèvres. Le diagnostic porté est : cirrhose

[1] Jousset. — Soc. médic. des Hôp., 1903, p. 12.
[2] Triboulet. — Soc. médic. des Hôp , 1903, p. 463.
[3] Jousset. — Soc. méd. des Hôp , 1903, p. 486.
[4] Triboulet. — Loc. cit., p. 460.

à gros foie chez un buveur de vin exclusif (le malade est nettement affirmatif ; il fixe sa consommation à 2 ou 3 litres par jour et, dit-il, ayant la direction de la cave, je ne buvais que du meilleur).

A l'entrée, il y a apyrexie relative, 37°8 facilement le soir et puis quelques poussées intermittentes à 38°5.

Le 27 janvier, on pratique une ponction qui ramène 7 litres de liquide Celui-ci est soumis à l'inoscopie par M. Tixier, interne du service. Cet examen ne décèle que 2 ou 3 bacilles ténus et grenus sur un nombre de 3o lames.

L'examen cytologique n'avait donné rien de bien caractéristique.

Un mois plus tard, la fièvre se montre, oscillant autour de 39°, et le malade fait une pleurésie droite dont on retire un litre de liquide comme celui de l'ascite, ce liquide est verdâtre, très fibrineux. L'examen cytologique dénote une mononucléose très nette, et par l'inoscopie, M Tixier met en évidence de nombreux bacilles des mieux caractérisés.

Depuis, chez le malade, on a constaté une respiration douteuse du sommet droit, et actuellement il a fait une nouvelle pleurésie à gauche.

Dans le péritoine persiste un épanchement modéré (4 litres environ). L'état général a fortement fléchi, et le malade présente une fièvre du type rémittent, avec sueurs et amaigrissement : 63 kil. 5oo après la ponction ; 61 kil. actuellement.

L'examen clinique de la rate n'a fourni aucunes indications spéciales.

b) Au nombre des péritonites partielles [1] sont : la pelvi-péritonite, la périhépatite, la pérityphlite, le plus souvent secondaires à une tuberculose des organes génitaux, du foie, du cœcum, la péritonite suppurée péri-ombilicale, la péritonite enkystée de la fosse iliaque gauche et la péritonite herniaire.

Nous donnerons des observations de pelvi-péritonite et de péritonite herniaire ; pour les autres formes, nous n'avons pas trouvé d'exemples remplissant les conditions que nous

---

[1] MAURANGE ; Péritonite tuberculeuse ; coll. Leauté, pag. 22.

exigeons, à savoir que la lésion soit primitive et qu'elle soit suivie de tuberculose pulmonaire.

OBSERVATION XXVI [1]. — *Pelvi-péritonite tuberculeuse avec épanchement abondant; infiltration tuberculeuse consécutive au poumon droit.* — Femme de 36 ans, cuisinière depuis douze ans qu'elle habite Paris. Entre à l'Hôtel-Dieu dans le service de M. Lancereaux, le 31 octobre 1893.

Antécédents héréditaires. — Père mort hémiplégique à 65 ans, Mère bien portante. Huit frères et sœurs bien portants. Un frère mort tuberculeux à 24 ans, paraissant avoir contracté sa maladie dans l'exercice de son métier de cardeur en laine.

Antécédents personnels. — Réglée à 23 ans, toujours bien. Mariée à 29 ans; son mari jouit d'une excellente santé. Pas d'enfants, pas de fausses couches, ni d explorations ayant porté sur ses organes génitaux. Jamais de toux ni d'hémoptysies. Son teint est pâle, elle a toujours été faible. N'a jamais eu de leucorrhée.

En décembre 1892, elle commence à perdre l'appétit. Bientôt des vomissements alimentaires, amers, tantôt immédiatement, tantôt trois ou quatre heures après les repas. Suppression des règles sans cause connue, depuis le commencement de septembre 1893. Vers cette même époque, la malade s'aperçoit que son ventre grossit. Son ventre grossit progressivement jusqu'à atteindre un volume considérable vers la fin d'octobre.

La malade avait toujours été très constipée, mais à la fin de septembre, elle commence à avoir de la diarrhée. Elle consulte plusieurs médecins avant d'entrer à l'hôpital le 31 octobre.

Elle continue à vomir très fréquemment, les vomissements sont alimentaires, l'anorexie est complète et la diarrhée persiste ; quelques coliques passagères. Elle n'a jamais eu de fièvre, actuellement la température est de 36°,5 dans l'aisselle. Jamais de melœna.

Dans les poumons on ne constate rien d'anormal.

A l'inspection de l'abdomen, on remarque une dilatation des veines superficielles des deux côtés. L'ascite est assez abondante.

[1] ROSAL ; Quelques considérations sur la pelvi-péritonite tuberculeuse. Th. de Paris, 1893-1894. N° 153.

A la palpation, l'abdomen est souple, excepté dans la région hypogastrique, où il est tendu et un peu douloureux à la pression, mais vers la fosse iliaque droite la douleur est plus vive et l'on sent à ce niveau, au-dessous de la paroi abdominale, un empâtement profond, qui se prolonge assez haut du côté de l'ombilic et en bas se perd dans la fosse iliaque ; cette induration est accolée à la paroi abdominale. Du côté de la fosse iliaque gauche, on parvient à déprimer les parois abdominales, mais on n'y peut rien percevoir dans la profondeur. Il existe quelques ganglions dans les aines.

Toucher vaginal — Le col de l'utérus est reporté à gauche ; lorsqu'on cherche à imprimer des mouvements à l'utérus, on voit qu'il est tout à fait immobilisé, enclavé dans une masse dure, presque lisse, qui l'entoure et proémine dans les culs-de-sac latéraux et postérieur, mais le cul-de-sac latéral droit paraît plus effacé que le gauche. Par le palper bimanuel on se rend nettement compte de la continuité existant entre la masse qui occupe le cul-de-sac latéral droit et le plastron abdominal. Le toucher est douloureux.

Pas de troubles des fonctions urinaires.

Cœur, rate et foie normaux.

On porte le diagnostic de pelvi-péritonite tuberculeuse. On croit que l'intestin a été la porte d'entrée de l'infection.

Cette malade quitte l'hôpital le 5 novembre, reste chez elle 25 jours et est obligée de rentrer le 30 du même mois

Le 4 décembre, on fait une paracentèse. La malade tousse déjà depuis près d'un mois. Après évacuation du liquide ascitique, on trouve une zone de matité à la base du poumon droit, diminution des vibrations, etc. On pense à une pleurésie, et on applique des ventouses scarifiées. Le 13 décembre, le liquide pleural est déjà résorbé.

Cette fois, les poumons nous donnent : matité sous la clavicule droite, diminution du murmure vésiculaire avec expiration rude et prolongée au sommet ; des râles sous-crépitants et quelques craquements secs. Diminution de l'élasticité sous la clavicule gauche. Expectoration aérée muco-purulente. L'amaigrissement a fait des progrès. La diarrhée est remplacée par de la constipation.

Le ventre est un peu plus souple, peu douloureux à la pression ; le plastron abdominal a disparu ; en déprimant la fosse iliaque droite, on arrive sur une masse profonde empâtée, où les doigts perçoivent quelques petites nodosités dures. Par le toucher, on voit que les lésions persistent telles qu'on les avait constatées lors du premier examen.

La température se maintient aux environs de 36°.

Nouvelle paracentèse le 11 janvier 1894.

Après avoir rapporté cette observation, que nous avons donnée *in extenso*, M. Rosal se demande si l'intervention chirurgicale, lorsque la pelvi-péritonite tuberculeuse était à son début, n'aurait pas pu enrayer la marche de la maladie, éviter l'invasion de la plèvre et des poumons et enfin exercer une heureuse influence sur l'état des voies digestives. C'est fort possible et nous en sommes même convaincu, car, dans tous ces cas, agir vite, c'est agir sagement

La tuberculose peut se localiser sur un sac herniaire ; c'est là en effet un lieu de moindre résistance : ce recoin, ce diverticule éloigné et déclive de la séreuse abdominale, est bien fait pour permettre au bacille de Koch de se développer ; les frottements, la pression du bandage, les alternatives de réduction et de sortie sont encore des causes qui concourent au même résultat ; du reste, les néoplasmes se localisent aussi avec prédilection sur les hernies [1]. Ce qui plaide bien en faveur de cette manière de voir, c'est que les lésions siègent sur les points qui ont le plus à souffrir et qui par conséquent offrent le moins de résistance, c'est-à-dire le collet et le fond du sac. Nous comprenons donc sans peine que la maladie puisse y apparaître primitivement, et nous n'avons nul besoin d'invoquer comme l'ont fait beaucoup d'auteurs une péritonite généralisée préexistante pour comprendre cette localisation ; cette éventualité peut se produire,

[1] LEJARS. — Néoplasmes herniaires et péri-herniaires, Gaz. des Hôp , 1889, pag. 807.

mais la réciproque est vraie et une péritonite herniaire peut donner naissance à une péritonite généralisée.

Ces faits de bacillose herniaire sont connus depuis longtemps (on trouve partout cité le malade de Cruveilher[1] chez lequel le sac herniaire de deux énormes hernies et la portion déplacée du mésentère qu'elles contenaient, étaient seuls couverts de granulations tuberculeuses transparentes) ils sont aussi plus nombreux qu'on ne croit et nous pensons avec Jonnesco[2], qui a écrit sur la question un excellent article, que leur rareté est plus apparente que réelle; un examen microscopique plus fréquent et un peu plus d'attention changeraient sans doute l'opinion sur ce sujet.

OBSERVATION XXVII[3]. — Il s'agit d'un jeune homme de 18 ans, cultivateur sans antécédents pathologiques héréditaires ou personnels. En soulevant une lourde charrue, ce jeune homme éprouva une douleur vive dans la région inguinale gauche et vit apparaître une petite hernie qui, dans la suite, fut le siège de fréquentes coliques. Etat général excellent sept mois après ; les autres organes sont normaux ; on pratique la cure radicale.

L'examen microscopique montre que le fond du sac présente des lésions tuberculeuses très nettes. Les tubercules sont disséminés en très grand nombre dans toute l'épaisseur du derme de la séreuse. Les parois et le collet n'offrent rien d'anormal ; l'intestin avait paru sain lors de l'opération.

Six mois après, ce jeune homme revient à l'hôpital avec tous les signes d'une tuberculose péritonéale et pulmonaire dont il est mort. Son autopsie fut faite et permit de vérifier l'exactitude de ce diagnostic

En résumé, il s'agit, dans ce cas, d'une tuberculose primitive circonscrite du sac herniaire, tuberculose qui s'est généralisée malgré une intervention qui paraissait avoir été précoce et complète.

[1] CRUVEILHER. — Anatomie pathologique, tom. IV, pag. 669.
[2] JONNESCO. — Revue de Chirurgie, 1891, pag. 185 et 455.
[3] FAGUET. — Cong. pour l'avancement des Sciences, Boulogne 1899, in Gazette hebdomadaire de Méd. et de Chir., 1899, pag. 931.

Comme le dit l'auteur, l'opération qui paraissait complète n'a pas dû l'être, ce qui a permis à la tuberculose de continuer son œuvre. On voit ici une preuve de ce que nous disions plus haut : une péritonite généralisée succédant à une péritonite herniaire, les signes pulmonaires apparaissaient en même temps.

OBSERVATION XXVIII [1] (Résumée). — *Entérocèle inguinale gauche; Tuberculose primitive circonscrite du fond du sac herniaire ; Cure radicale; Tuberculose généralisée Mort six mois après l'intervention chirurgicale.* — Henri C .., 18 ans, cultivateur, entre à l'hôpital Saint-André, salle n° 17, lit n° 32, service de M. Lannelongue, pour une hernie inguinale gauche.

Aucun antécédent pathologique héréditaire ou personnel ; on ne retrouve en particulier aucune trace tuberculeuse, syphilitique ou rhumatismale. Notre malade n'a présenté, dans son enfance, aucun signe de scrofule ; il s'est normalement développé ; on ne relève chez lui aucun des signes d'une constitution lymphatique : il n'a eu ni blennorragie, ni orchite.

Sa santé a toujours été excellente jusqu'au mois de mai 1892, époque à laquelle il éprouva, en soulevant une lourde charrue, une douleur vive dans la région inguino scrotale gauche, et constata en même temps, à ce niveau, l'existence d'une tumeur du volume d'une petite noix. Les douleurs ressenties au moment de l'effort se calmèrent assez facilement par le repos ; la petite tumeur s'effaça momentanément, mais le malade remarqua que la disparition de cette tumeur ne fut pas définitive ; elle reparaissait à chaque effort ou sous l'action de la toux. Pendant longtemps, il ne se produisit aucun trouble fonctionnel, sauf quelques coliques ayant pour point de départ la région inguinale gauche, s'irradiant ensuite à tout l'abdomen ; néanmoins, la tumeur augmentant peu à peu de volume, Henri C... se décida à se faire examiner et à entrer à l'hôpital Saint-André.

On constate, le 30 novembre 1892, l'existence d'une hernie dans

[1] RENAULT.—De la tuberculose herniaire. Thèse de Bordeaux, 1893-94. n° 77, pag. 46.

la région inguino-scrotale gauche avec au-dessous, mais indépendante du testicule et de l'épidydime qui ne présentent aucun caractère pathologique, une plaque de consistance fibreuse dans toute son étendue, ayant à peu près la grandeur d'une pièce de deux francs.

L'exploration des autres régions de l'organisme où sont susceptibles de se produire des hernies est faite avec soin et ne révèle rien d'anormal.

L'examen des appareils digestif, pulmonaire, cardiaque, urinaire, etc., est négatif. L'état général est bon.

La cure radicale est décidée et pratiquée, le 24 novembre 1894, par M. le professeur Lannelongue.

Suites opératoires excellentes : réunion par première intention. Le malade quitte l'hôpital trois semaines après l'opération.

L'examen histologique de la pièce permet de reconnaître des lésions tuberculeuses très nettes. Les tubercules sont disséminés en très grand nombre dans toute l'épaisseur du derme de la séreuse.

En un mot, il s'agit d'une tuberculose locale du fond du sac herniaire.

Mai 1893. Henri C... revient à l'hôpital ; depuis trois mois environ, il s'est amaigri très notablement, il tousse, il a eu plusieurs hémoptysies peu abondantes. Etat général assez mauvais, perte de l'appétit.

A l'examen, on ne trouve rien d'anormal, au niveau de sa région inguino-scrotale gauche : sa hernie reste guérie radicalement ; mais l'exploration de la cavité abdominale révèle l'existence d'une péritonite tuberculeuse à forme sèche, nettement caractérisée.

Les ganglions pelviens et mésentériques sont augmentés de volume et facilement accessibles. Appareil pulmonaire : submatité aux deux sommets et plus particulièrement à droite.

A l'auscultation. Poumon droit : craquements humides au sommet, respiration rude, soufflante, saccadée dans les autres parties de l'organe.

Poumon gauche : mêmes symptômes un peu moins accusés.

Les organes génito-urinaires, le cerveau et les méninges paraissent sains ; du côté de l'appareil digestif, nous avons noté une dyspepsie assez marquée et quelques vomissements.

Sueurs nocturnes.

Les signes non douteux de tuberculose péritonéale, pulmonaire, et l'état général mauvais, font écarter toute intervention chirurgicale et le malade est envoyé dans une salle de médecine, où il meurt de tuberculose généralisée le 22 juin suivant.

L'autopsie a permis de constater des lésions tuberculeuses dans le péritoine et les ganglions abdominaux les plèvres et les poumons, et dans les plexus choroïdes.

Le foie était graisseux ; les reins la vessie, les testicules, les épididymes, le cœur, paraissaient sains.

La région inguinale gauche du péritoine ne présentait pas de lésions plus accentuées que dans les autres parties de la séreuse abdominale La cicatrice externe résultant de l'intervention chirurgicale est normale.

L'examen histologique de fragments des divers organes a confirmé la nature des lésions constatées macroscopiquement. Seul l'examen bactériologique du poumon a permis de constater la présence des bacilles de Koch.

Voilà une observation absolument calquée sur la précédente et, comme elle, assez embarrassante à interpréter. La tuberculose herniaire était primitive ; il n'y avait, au moment de l'intervention, rien aux poumons ; on se demande alors pourquoi ces malades, chez lesquels on a agi sagement, puisque rapidement, ont continué à faire de la tuberculose. Trois hypothèses peuvent être mises en avant : ou bien, comme l'auteur le suppose dans le premier cas, l'opération a été incomplète et il est resté quelque part un foyer de tuberculose qui a été la source de tout le mal ; ou bien ces sujets atteints une première fois par la bacillose ont été plus sensibles à une nouvelle infection et l'ont réalisée plus facilement ; ou bien l'opération a été la cause d'une bacillémie qui a eu pour résultats les lésions qui ont causé la mort.

Les trois hypothèses sont plausibles et nous n'essaierons pas de dire laquelle est la vraie ; mais, de la troisième, il ne faudrait pas tirer une règle de conduite autre que celle que nous avons indiquée; nous regardons ces faits comme des exceptions qui ne doivent pas arrêter les chirurgiens. Pour le prouver, nous ne saurions mieux faire que de donner l'observation suivante :

OBSERVATION XXIX [1]. — Jeune homme de 21 ans, robuste et d'une excellente santé, entré le 8 novembre 1888 à l'hôpital Saint-Louis, salle Cloquet, service de M. le professeur Le Dentu.

Au mois d'avril dernier, apparition de deux hernies inguinales réductibles. La hernie droite augmente rapidement de volume et devient bientôt douloureuse; la gauche reste peu volumineuse. Depuis cette époque, malgré l'application rigoureuse d'un bandage herniaire double, la hernie droite ne cesse de tourmenter le malade, tandis que la gauche ne manifeste sa présence par aucune gêne. Peu à peu, les douleurs augmentent, le travail devient impossible, et le malade se décide à venir à l'hôpital pour demander la suppression de cette cause de souffrances continues et insupportables.

A l'examen des bourses, on constate : du côté droit une entéro-épiplocèle de moyen volume, la palpation décèle la présence, dans la partie la plus déclive de la bourse, d'une masse paraissant faire corps avec le sac herniaire, indépendante du contenu et persistant après la réduction de celui-ci; du côté gauche, une entéro-épiplocèle de petite dimension, indolore; la palpation n'y révèle rien de comparable à la masse constatée du côté opposé.

Les deux hernies sont parfaitement réductibles.

L'examen des viscères abdominaux et thoraciques est négatif. Urines normales.

Aucun antécédent héréditaire ou personnel digne d'attention. Aucune trace de tuberculose viscérale ou externe. Pas de syphilis.

Diagnostic. — Hernie douloureuse, nécessitant une intervention sanglante.

Opération. — Le 7 décembre, M. Le Dentu fit la cure radicale de la hernie droite. Dès l'ouverture du sac, il s'écoule une assez grande quantité d'un liquide citrin, contenu dans le sac, la pression profonde de la paroi abdominale amène l'issue d'une certaine quantité

---

[1] JONNESCO. — *Loc. cit.* p. 187.

du même liquide provenant de la cavité péritonéale. Le contenu herniaire (une anse intestinale grêle et épiploon) ne présentant rien
d anormal, fut réduit. Le sac, après une forte traction sur le péritoine, fut réséqué. L'opération eut les suites les plus simples :
réunion par première intention ; guérison rapide

J'ai revu le malade un an après l'opération ; la hernie opérée n'a
pas récidivé, la hernie gauche, parfaitement réduite, ne présente
rien de particulier ; l'état général est parfait.

L examen histologique de la masse indurée, dont il a été parlé
plus haut, a été fait au laboratoire de la Faculté M. Pilliet a trouvé,
dans cette plaque, tous les caractères de la tuberculose développée
dans le réseau de vaisseaux lymphatiques du derme des séreuses,
si bien décrit par Kiener et Poulet. On y voit tous les stades de ce
processus, et on assiste ainsi, en comparant les différents points de
la masse tuberculeuse. à l'évolution de cette forme de tuberculose
des séreuses.

c) On distingue les hydrocèles congénitales et les non-
congénitales ; or, les premières se rapprochent beaucoup au
point de vue anatomique de l'affection dont nous venons de
parler ; on peut dire que ce sont des hernies en puissance,
aussi n'y insisterons=nous pas. Phocas [1], qui s'est occupé de
la question, a trouvé que l'épanchement était de nature
tuberculeuse dans deux cas de cette variété.

Nous n'insisterons pas beaucoup non plus sur l'hydro=
cèle non congénitale pour plusieurs raisons :

D'abord on discute encore beaucoup sur la nature des
hydrocèles, [2] notre opinion est faite, mais nous manquons
de faits pour l'appuyer, ensuite beaucoup d'auteurs ne veu-

---

[1] PHOCAS. — Hydrocèle congénitale tuberculeuse. — Cong. français de chirurgie, 1891, p. 583.

[2] WIDAL et RAVAŪT. — Soc. de Biologie, 1900, p. 1117. — DOPTER et TANTON :
Note sur l'étude cytologique des épanchements des diverses séreuses. Gaz. des
Hop , 1901, p. 782. — TUFFIER et MILIAN : Cytodiagnostic des hydrocèles. Soc.
de Biologie, 1901, p. 7.

lent voir, dans cette affection de la vaginale, qu'une lésion toujours secondaire à une lésion du testicule ou de l'épididyme ; enfin, les tuberculoses de la vaginale, surtout quand elles sont primitives, représentent des lésions minimes et tout à fait bénignes, il est par suite fort rare de voir des tuberculoses pulmonaires leur succéder. Pour toutes ces raisons, nous sommes obligé d'être bref sur cette question ; néanmoins, nous pensons que les hydrocèles sont souvent tuberculeuses , qu'elles peuvent être primitives et exister sans lésions concomitantes des organes génitaux ; Goldman [1] en rapporte un cas très net, et Jousset, grâce à l'inoscopie, dans deux cas d'hydrocèles vulgaires sans traces de lésions testiculaires, génitales ou générales tuberculeuses, a trouvé dans un cas, sur 100 gr. de liquide, de rares bacilles, dans l'autre, sur 40 gr., de très nombreux bacilles tuberculeux [2]. Aussi ne peut-on qu'approuver Peyrot et Milian [3], quand, dès 1901, ils disaient : « Il nous semble que jusqu'ici les chirurgiens n'ont pas appliqué suffisamment à la pathologie de la tunique vaginale les connaissances que nous possédons sur la pathologie des autres séreuses ; on s'est cantonné trop étroitement à la région anatomique au lieu de considérer le système.…, nous pensons que l'on décrira un jour, bientôt peut-être, une vaginalite tuberculeuse comme on décrit une pleurésie tuberculeuse.» Et Tuffier, en 1903, dans la communication déjà citée, disait à la Société de Chirurgie : « Nous saurons s'il n'y a pas lieu, comme je le crois, de rayer du cadre de l'hydrocèle simple

[1] GOLDMAN.— Sem. med., 1895, p. 404.

[2] TUFFIER —Hydrocèle simple contenant des bacilles de Koch. Soc. de Chirurgie, 1903, p. 139.

[3] PEYROT et MILIAN. — Pathologie de l'hydrocèle. Académie de Méd. 1901 p. 162.

nombre de faits au profit du champ déjà si vaste de la tu=
berculose des séreuses [1]. »

Nous aurions pu, pour la rapprocher de l'observation
XXIX, rapporter une observation de R. Petit [2] dans laquelle
un sujet, atteint d'hydrocèle = reconnue tuberculeuse par
l'inoculation au cobaye = fut opéré ; le malade (c'était un
enfant) guérit parfaitement, et, revu quelque temps après, il
ne présentait pas traces de tuberculose pulmonaire ou
autre.

---

[1] Tuffier, *loc. cit.* p. 139.=Voir aussi Doc : Rhumatisme tuberculeux, hydrocèle essentielle, primitive, d'origine tuberculeuse. Th. de Lyon, 1902-03. nº 114.

[2] R. Petit =Revue de la Tuberculose, 1897, p. 224.

CHAPITRE VII

Plèvre-péritoine

Nous avons vu dans le chapitre précédent que la coexistence de ces deux localisations (plèvre et péritoine) était fréquente, puisqu'il en est résulté une loi; c'est dire que l'attention des auteurs avait été fortement attirée de ce côté depuis longtemps, mais c'est à Fernet que l'on doit la première description clinique de cette maladie, aussi porte-t-elle son nom. Avant lui, bien des auteurs avaient parlé de cette tuberculisation simultanée des deux grandes séreuses de l'organisme ; les travaux de Louis, de Godelier, d'Empis, de Liouville[1], en font foi, mais aucun, tout en signalant le fait, n'avait eu l'idée d'en faire une entité. Fernet[2], en 1884, en fit une étude très complète et lui assigna une place à part dans la pathologie. Ses élèves Boulland[3] et Lasserre[4] ont fait de cette question le sujet de leur thèse inaugurale. Le tableau symptomatique est le même dans tous les cas, ce sont des troubles vagues, surtout digestifs à début le plus souvent insidieux ; l'état général est touché, les malades

[1] LIOUVILLE. — Soc. anatomique, 1875, p. 726.
[2] FERNET. — Soc. méd. des Hôp. 1884, p. 56.
[3] BOULLAND. — De la tuberculose du péritoine et des plèvres. Th. de Paris, 1884-85, n° 175.
[4] LASSERRE. — De la tuberculose péritonéo-pleurale subaiguë. Th. de Paris, 1893-94, n° 158.

maigrissent en même temps qu'ils voient leur ventre aug‑
menter de volume; ce n'est que l'examen direct le plus sou‑
vent qui permet de découvrir la pleurésie. Après avoir per‑
sisté un temps plus ou moins long, mais souvent très long,
ces accidents se terminent ordinairement par la guérison.

Pour ce qui est de la pathogénie, nous n'avons rien de
nouveau à ajouter à ce que nous avons déjà dit. Remar‑
quons toutefois que c'est le péritoine qui, d'une manière
générale, est pris le premier; quant à la propagation de la
lésion du péritoine aux plèvres, elle est facile à comprendre
depuis les travaux de Recklinghausen, de Ludwig, de Schwei‑
ger Seidel, de Cornil, de Ranvier et de Lévi‑Sirugue, qui ont
montré les connexions des lymphatiques entre ces deux sé‑
reuses à travers le diaphragme; Charcot et Debove ont admis
cette même voie de propagation pour le cancer.

Nous allons donner de suite les observations que nous
avons recueillies.

OBSERVATION XXX. — (personnelle) Augustine L..., 25 ans,
domestique Depuis quelque temps, mais surtout depuis trois jours,
elle souffre du creux de l'estomac avec sensation de broche, vomis‑
sements et hématémèses. Elle est envoyée à l'hôpital par son méde‑
cin traitant avec le diagnostic : ulcère de l'estomac. Elle entre le 27
avril 1902 dans le service de M. le professeur Grasset, salle Achard‑
Espéronnier, n° 8. Voici ce que nous apprend l'interrogatoire :

Antécédents personnels : à l'âge de 9 ans, la malade a eu le ventre
gros(?), mais cet incident a disparu sans intervention. A 18 ans, a
été soignée pour de l'anémie; depuis s'est bien rétablie, mais a tou‑
jours gardé un peu de faiblesse.

Antécédents héréditaires. — Son père est mort d'accident, sa mère
est bien portante, et elle ne tousse pas; elle a un frère et une sœur
bien portants, elle en a perdu trois à l'âge de sept ou huit ans.

La malade souffre donc de l'estomac; depuis peu de jours elle a
des vomissements alimentaires et des hématémèses ; de plus, il y a

8

une anorexie très marquée, des digestions lentes et difficiles avec pyrosis et de la constipation.

Elle tousse très peu et ne crache pour ainsi dire pas; pas de douleur dans la poitrine, mais un peu d'essoufflement.

Quelques palpitations de cœur et un peu de dyspnée d'ascension et d'effort.

La malade est très mal réglée, puisqu'elle ne l'a été que deux fois dans sa vie, à 21 ans et à 25 ans.

Du côté des autres appareils, rien à signaler, la malade a beaucoup maigri, elle ne sent pas de fièvre.

A l'examen nous trouvons :

Une tension à 17 et un pouls à 107 (cette tachycardie est mise sur le compte de l'émotivité de la malade).

L'estomac est douloureux à la pression, on perçoit un léger souffle dans les vaisseaux du cou et à la base du cœur. Rien aux poumons

Etant donné le diagnostic du médecin traitant et le tableau ci-dessus dans lequel deux symptômes dominent : 1° dyspepsie acide et douloureuse; 2° hématémèses; on maintient le diagnostic d'ulcus et on prescrit les alcalins à haute dose et des lavements à la glycérine contre la constipation Quelques jours plus tard, les douleurs persistant, on ordonne des applications humides sur le creux de l'estomac et des pulvérisations d'éther.

27 juin 1902. — Depuis plusieurs jours, l'abdomen est ballonné, tendu, tympanique avec des gargouillements douloureux; la douleur est exagérée par la pression. Au thorax, on trouve : en avant, de la submatité à droite avec obscurité respiratoire; en arrière et à gauche, de la submatité en sablier. On réforme le précédent diagnostic en disant : Bacillose pleuro-péritonéale avec ulcération gastrique d'origine bacillaire

On prescrit des suppositoires au naphtol camphré (0,05) et des injections hypodermiques de cacodylate de soude.

23 juillet. — L'abdomen est dans le même état; il est ballonné et tendu; il y a de la submatité douloureuse dans la portion sous-ombilicale.

26 août. — La malade a rendu du sang très liquide par la bouche, mais n'ayant nullement l'aspect de celui d'une hémoptysie. Le ventre est toujours saillant, non étalé, tendu et ballonné.

Au thorax, on ne retrouve pas les signes notés plus haut ; tachy-cardie.

31 octobre. — L'abdomen est surtout saillant et ballonné dans la partie sous-ombilicale. Douleurs spontanées surtout dans la station debout; la pression et la percussion exagèrent la douleur. La matité sous-ombilicale est irrégulière, et ne se déplace pas avec la position de la malade, il ne doit donc y avoir que très peu de liquide, s'il y en a. On sent un gâteau médian et un latéral gauche à la palpation.

En avant et à gauche du thorax, submatité, vibrations diminuées, obscurité et quelques frottements

En arrière et à gauche : matité en sablier, obscurité respiratoire.

6 décembre En arrière : submatité à droite et à gauche et obscu-rité respiratoire des 2 côtés. En avant : à gauche, mêmes signes que le 31 octobre ; à droite respiration supplémentaire.

La malade souffre toujours.

2 janvier 1903 Même état.

19 Depuis plusieurs jours, diarrhée avec coliques. L'abdomen présente les mêmes signes que précédemment. Pas de fièvre.

26. Les symptômes sont les mêmes ou à peu près, cependant la région sous-ombilicale semble être devenue un peu plus sonore. Le séro d'Arloing-Courmont donne un résultat positif.

7 avril. Il y a des alternatives de diarrhée et de constipation, mais ces périodes de diarrhée sont plus longues que celles de cons-tipation ; il y a aussi des périodes pendant lesquelles le ventre se désenfle pour s'enfler de nouveau quelque temps après, les douleurs sont moins fortes et surviennent surtout aux époques où existe de la diarrhée.

Pas de vomissements. La malade ne tousse ni ne crache, mais elle accuse une douleur dans le côté gauche · on trouve de l'obscu-rité aux deux sommets ; en somme légère amélioration.

27. Le ventre a diminué quoique encore un peu gros ; on y per-çoit toujours des gâteaux et on détermine de la douleur par la pression.

16 mai 1903. La malade sort sur sa demande ; elle est actuel-lement dans un état relativement satisfaisant, mais nous regardons ses sommets comme très suspects.

Ce qu'il y a de remarquable dans cette observation, c'est

d'abord le mode de début qui a pu induire en erreur pendant un certain temps ; ensuite la longue durée de la maladie : plus d'un an de séjour à l'hôpital, et au moment de sa sortie la malade n'est pas encore guérie ; enfin les résultats auxquels on est arrivé à force de soins, puisqu'on est arrivé à enrayer et à faire rétrocéder la marche de la tuberculose ; bien que nous admettions que le poumon est pris, puisque nous qualifions de suspects ses sommets, nous ne croyons pas qu'on doive porter un pronostic sombre ; à noter également une tension à 17, c'est-à-dire moyenne.

OBSERVATION XXXI (personnelle). — Adélaïde M....., 20 ans, domestique. Entre à l'hôpital le 2 février 1903, service de M. le professeur Grasset, salle Achard-Espéronnier n° 7.

Du côté des antécédents héréditaires nous avons : une mère morte à 36 ans de variole, un père mort d'épuisement (?) à 48 ans, une sœur bien portante et une morte à 14 ans, probablement de tuberculose pulmonaire.

Voici l'histoire de cette malade : Il y a deux ans et demi, elle a eu une pleurésie du côté droit, survenue en pleine santé ; elle est restée un mois à l'hôpital, où elle a été soignée avec des vésicatoires et des diurétiques ; après 4 mois de convalescence, elle était complètement rétablie. Il y a deux ans, elle s'est beaucoup fatiguée pour soigner son père, qui est resté un an malade Après sa mort, elle rentre de nouveau à l'hôpital (octobre 1901), où on lui fait des pointes de feu ; elle prend de la viande crue ; elle souffrait du côté, mais elle ne toussait pas ; après quatre mois de séjour, elle sort complètement rétablie, la douleur avait disparu ; elle avait engraissé et pris une bonne mine (elle ne toussait ni ne crachait pas). Depuis cette époque jusqu'au mois de janvier 1903, elle a pu faire son métier de domestique ; mais à ce moment elle a commencé à sentir de la fièvre, surtout le soir ; après quelques jours de malaise et de courbature, elle entre à l'hôpital ; elle se plaint de céphalée et de brisement général ; elle a une douleur dans le côté gauche, de l'essoufflement, et elle tousse un peu ; la toux exagère la douleur, mais elle n'est pas influencée par le mouvement. Pas d'hémoptysie. Anorexie, quelques vomissements. Pas d'épistaxis.

A l'examen direct, on constate, le 27 février 1903, au thorax : au sommet gauche, en avant, de la submatité avec diminution des vibrations et une respiration un peu soufflante ; au sommet droit, de l'obscurité respiratoire sans submatité.

En arrière, de la submatité en sablier à droite, avec un peu d'exagération des vibrations ; à gauche, une très légère submatité en sablier, des vibrations diminuées partout et quelques frottements.

La température est à 39° le soir et à 38°,6 le matin ; le pouls bat à 140 et il y a 13 comme tension. Pas de douleurs abdominales. Pas de taches rosées.

On pense à une poussée de pleurésie sèche du côté gauche chez une malade atteinte antérieurement de pleurésie droite. On prescrit le régime lacté.

6 mars 1903. La température est tombée progressivement à 37°,4 et à 35°, 8 ; le pouls est toujours à 140. Le séro de Widal, que l'on avait fait en raison de la possibilité d'une infection éberthienne, a été négatif.

Comme signes physiques, on trouve aujourd'hui au thorax : à droite, de l'inspiration rude, mais sans expiration prolongée ; pas de râles, même à la toux, un peu de douleur à la pression. En arrière : submatité à droite et à gauche, et quelques frottements pleuraux.

7 avril. Depuis quelques jours, la malade souffre du ventre ; il est légèrement ballonné et il y a de la submatité en îlots. Pas de diarrhée, pas de meloena ; c'est donc à une localisation péritonéale que l'on a à faire ; l'état du thorax reste le même. Le séro d'Arloing-Courmont est positif.

15. L'état général est assez bon ; la malade, qui avait beaucoup maigri au début, ne maigrit plus ; le poids est le même depuis trois pesées. Il y a cependant un peu de température le soir, vers 4 ou 5 heures

22 — Elle souffre toujours du ventre, surtout du côté gauche. Au thorax on trouve de l'inégalité respiratoire ; la respiration est moins forte à droite qu'à gauche, en arrière on retrouve ce même signe.

On prescrit des suppositoires au naphtol camphré (0,05) et on continue toujours le traitement général (injections de cacodylate et suralimentation).

9 mai 1903. — A la poitrine on retrouve les signes notés plus haut, on ne perçoit pas de râles ni de craquements même à la toux, la température est absolument revenue à la normale, le pouls bat à 80 dans la position allongee et à 88 dans la position assise. Le ventre a diminué de volume et la douleur a disparu ; on perçoit cependant encore quelques gâteaux.

La malade demande à sortir ; elle est dans un état satisfaisant, on soupçonne la tuberculose pulmonaire d'après quelques-uns des signes énumérés plus haut, mais on ne peut l'affirmer.

Voici comment nous interprétons cette observation : cette jeune fille a eu d'abord une pleurésie *a frigore*, c'est-à-dire une première atteinte bacillaire ; deux ans après et sous l'influence d'un surmenage physique et moral, elle réalise une infection générale tuberculeuse ; à un moment, on avait pensé à une fièvre typhoïde (la tachycardie n'était pas en faveur de cette dernière hypothèse), à la suite de cette infection cette jeune fille fait une nouvelle localisation pleurale et une localisation péritonéale. Quant à savoir si ses poumons ont été touchés, nous ne pouvons le dire catégoriquement; dans tous les cas, ce que nous affirmons, c'est que cette jeune fille doit guérir; quand elle est sortie de l'hôpital, en effet, elle avait une mine florissante, son teint était frais, rosé, et à la voir aussi bien portante, personne n'aurait pu supposer qu'elle était en puissance de bacillose.

OBSERVATION XXXII (personnelle). — Le malade qui fait le sujet de cette observation est âgé de 15 ans et 1/2, il est employé dans une fabrique de chaussures. Il se présente le 12 juillet 1902 à la consultation gratuite de M. le professeur agrégé Rauzier, a l Hôpital Général.

Sauf une rougeole dans sa première enfance, nous ne trouvons rien à signaler dans les antécédents personnels ou héréditaires.

Le malade raconte qu'il aurait eu cet hiver une éruption à

peu près généralisée mais sans caractères bien nets et qui disparut peu de temps après. Il y a 3 semaines, il s'est senti fatigué avec abattement progressif, céphalée, perte d'appétit et constipation ; à ce moment aussi, le ventre augmentait de volume ; il y aurait eu un peu de sang dans les selles au début. Le malade se plaint en outre de tousser un peu, d'être essoufflé et d'avoir des palpitations. Il a maigri et a quelques sueurs.

A l'examen, nous trouvons un sujet de complexion plutôt faible, pâle, maigre, avec un faciès un peu bouffi.

L'abdomen est ballonné, étalé, de couleur normale sans circulation collatérale et sans éruption ; on perçoit la sensation de flot et la percussion dénote une matité à concavité tournée vers le sternum. On ne peut apprécier, en raison du ballonnement, jusqu'où arrive le foie vers en bas, mais en haut la matité hépatique commence à un travers de doigt au-dessus du mamelon.

Au thorax, on ne trouve rien en avant ; en arrière, il y a de la matité absolue à la partie inférieure des deux côtés, mais moins marquée à gauche cependant. Les vibrations sont abolies ; il y a du retentissement vocal, de l'égophonie mais pas de pectoriloquie aphone ; au-dessus de l'épanchement, on perçoit des frottements pleuraux.

Tachycardie.

En présence de ce tableau symptomatique, M. le professeur Rauzier porte le diagnostic de bacillose pleuro-péritonéale et engage le malade à entrer à l'hôpital, ce que fait celui-ci, et nous le retrouvons quelques jours après dans le service de M. le professeur Grasset avec les mêmes signes que ceux mentionnés plus haut. A noter cependant un souffle profond et voilé révélé surtout par la voix chuchotée, qui n'avait pas été noté lors du premier examen.

On institue le traitement reconstituant que l'on a l'habitude de prescrire aux tuberculeux : suralimentation, repos, grand air — injections de cacodylate de soude.

Au bout de quelques jours, le malade, se sentant mieux, demande à sortir. Nous avons su depuis que le mieux s'était accentué et que le malade avait repris son travail ; malheureusement il ne nous a pas été possible de revoir nous-même ce malade et de l'ausculter depuis sa sortie de l'hôpital.

Nous avons donné l'observation de ce malade malgré l'incertitude où nous sommes resté en ce qui concerne l'état de ses poumons, parce que c'est une observation per= sonnelle et qu'elle prouve une fois de plus la curabilité de ces formes de tuberculose.

OBSERVATION XXXIII [1]. — Auguste R..., 26 ans, chiffonnier, entré salle Notre-Dame, le 2 juin 1897.

Antécédents héréditaires — Père, 53 ans ; mère, 53 ans, tous deux bien portants. Un frère, deux sœurs morts en bas âge. Un frère et trois sœurs bien portants.

Antécédents personnels. — Le malade n'accuse aucune affection antérieure. Il a été réformé pour atrophie et impotence de la main gauche consécutives à une plaie par écrasement de l'avant-bras. C'est un sujet manifestement alcoolique, qui a fait de nombreux excès de vin et surtout d'eau=de-vie, buvant en moyenne 150 gr. d'eau=de vie par jour, quelquefois 1/2 litre d'un seul trait.

Au mois de mars 1897, il s'aperçoit que ses forces diminuent ; il perd l'appétit ; il a des maux de tête, des crampes d'estomac. Il perd rapidement du poids. De 74 kil., il descend à 53 dans l'es- pace de trois mois. Il a, de temps à autre, un peu de diarrhée et principalement de la constipation.

Le ventre devient douloureux surtout à la pression, les habits le gênent. L'augmentation de volume du ventre se fait de jour en jour sans saccades, d'une façon graduelle. Un peu de gêne respiratoire se manifeste.

Le malade accuse en même temps une douleur assez intense du côté droit. Il ne peut se coucher de ce côté. Toux quinteuse, sèche, pénible, intermittente, s'accompagnant parfois de vomissements blanchâtres, filants, amers. Ils persistent 7 a 8 jours.

Fièvre légère, insomnie, rêvasseries.

Son médecin le soumet au régime lacté ; badigeonnages de tein- ture d'iode sur l abdomen ; vésicatoire à la région hypogastrique. Aucune amélioration notable.

---

[1] BOUSSAGUET ; Pleuro-péritonite tuberculeuse subaigue. Th. de Tonlouse, 1897-1898, n° 263, pag. 59.

La maladie continue son cours. Le ventre augmente sensiblement de volume, devient énorme. Cette tension gêne beaucoup le
malade. Sa faiblesse est extrême Il rentre à l'hôpital dans cet état,
le 2 juin 1897.

A ce moment, le ventre est très gros, étalé en largeur. Il est le
siège d'une douleur généralisée et d'intensité moyenne Pas de
circulation collatérale ; pas d œdème des jambes Le foie est augmenté de volume. Pas de sucre ni d'albumine dans les urines. Pas
de glycosurie alimentaire.

La dyspnée est violente. La douleur persistante du côté droit, qui
empêche le malade de se coucher de ce côté, attire l'attention.

A l'auscultation et à la percussion, on trouve tous les signes classiques d'un double épanchement pleural.

Le malade est très affaibli ; il est d'une pâleur terreuse. Amaigrissement considérable (il a perdu 21 kilos en trois mois); sueurs abondantes ; fièvre, 39°,5. Pas de signes dans les sommets. On porte le
diagnostic de pleuro-péritonite tuberculeuse.

Peu de jours après son entrée, on pratique une ponction abdominale, on retire 9 litres de liquide clair, jaune citrin ; on fait le
lavage du péritoine avec de l'eau stérilisée chaude.

Immédiatement après ce traitement, le malade ressent un soulagement. La dyspnée s'amende, les épanchements pleuraux se résor-
bent. On assiste de jour en jour à un mieux sensible. Le malade,
en effet, peut se coucher sans inconvénients sur le côté droit; il
retrouve l'appétit et prend des forces rapidement. Il se lève et va se
promener dans la cour.

Cet état dure pendant 2 mois, il gagne du poids. Nous devons
cependant noter une douleur persistante au-dessous de l'ombilic ;
c'est plutôt un tiraillement qui force le malade à se courber en deux.
Ce symptôme disparaît à son tour.

Dans le courant du mois d'août, les douleurs du ventre le repren-
nent, elles sont vagues' généralisées, accrues par la pression. Les
urines sont rares, rouges.

Une grande gêne respiratoire survient, le ventre augmente subitement de volume en quelques jours, il est très ballonné, la peau
est tendue L'appétit diminue.

Traitement : huile de ricin, caféine. Une débacle subite soulage le malade. Les urines deviennent abondantes, fréquentes. Le ventre diminue de grosseur.

A cette époque, arrive une nouvelle complication : péricardite avec épanchement. Un traitement approprié permet au liquide de se résorber et nous assistons d'un jour à l'autre à la symphyse du péricarde. Depuis cette époque jusqu'à aujourd'hui, l'état du malade est resté stationnaire.

Juin 1898. — Le ventre n'est pas très gros, il mesure au niveau de l'ombilic 90 centim. Il est dur, un peu étalé. Léger tympanisme péri-ombilical. Submatité dans la région hypogastrique et dans l'hypocondre gauche. Douleur légère à la pression, accentuée du côté gauche. Pas de fluctuation. Le foie est gros.

Le pouls est petit, fréquent = 98, irrégulier. La constipation est opiniâtre, les digestions difficiles, l'appétit bon. Poids = 68 kil.

Les deux feuillets de la plèvre se sont soudés. Il existe tous les signes d'une symphyse pleurale.

Les sommets sont suspects. La respiration est rude et soufflante à gauche. Pas de bacilles de Koch dans les crachats.

L'inoculation du liquide péritonéal, retiré par la ponction, est faite à deux cobayes ; l'un reçoit 10 cc. l'autre 5 cc. Le premier succombe 43 jours après, à une tuberculose miliaire aiguë généralisée; le deuxième est sacrifié à la même époque, le péritoine, les plèvres sont criblés de tubercules.

En plus des deux localisations séreuses habituelles, nous en avons ici une troisième ; une péricardite est venue compliquer le tableau et faire rentrer ce cas dans ceux qu'a si bien étudiés Vierordt et dont nous avons déjà parlé ; c'est signe d'une atteinte plus profonde de l'économie ou d'un organisme moins résistant ; n'oublions pas que nous avons affaire à un alcoolique ; malgré ce, il existe une tendance à la sclérose, c'est-à-dire à la guérison (symphyses pleurale et péricardique).

OBSERVATION XXXIV [1]. — (résumée) Marie D..., 57 ans, journa-

---

[1] FERNET — Loc. cit. p 62.

lière, entre à l'hôpital Lariboisière le 30 octobre 1880, salle Sainte-Joséphine n° 20.

Bien que d'apparence délicate et d une constitution peu robuste, cette femme dit avoir toujours eu une bonne santé. Son père est mort à 76 ans ; sa mère vit encore et a 81 ans Elle ne se rappelle pas d'autre maladie que quelques rhumes de courte durée, jamais d'hémoptysies. Elle a eu 4 enfants, tous morts avant l'âge de 12 ans. Elle a cessé d'être réglée à l'âge de 42 ans.

Sa maladie actuelle qu'elle attribue à un refroidissement, a débuté il y a 16 jours par quelques frissons et une douleur dans le côté gauche de la poitrine. Peu à peu, elle commença à tousser et elle ressentit une oppression qui a toujours augmenté depuis cette époque. Après avoir gardé le repos pendant quelques jours, ne voyant survenir aucune amélioration dans son état, elle se décide à entrer à l'hôpital.

Dès le premier examen, nous constatons tous les signes d'un grand épanchement occupant la plèvre gauche.

Sous l'influence de deux vésicatoires, l'épanchement se résorbe, et le 6 décembre, il ne paraît plus y avoir de liquide Le 16 décembre, la guérison paraît complète, on ne trouve plus que quelques frottements à la base du côté gauche La malade quitte l'hôpital le 24 décembre.

Elle y rentre au bout de 3 mois, le 19 mars 1881, parce que son ventre grossit, ou trouve tous les signes d'une ascite : il y a un peu de douleur, mais la pression ne l'exagère pas.

Depuis quelque temps, il est survenu une petite toux sèche ou accompagnée de quelques crachats muqueux insignifiants. L'examen attentif de la poitrine révèle, du côté droit, une légère diminution de la sonorité , en avant un peu de rudesse et de prolongement du bruit d'expiration sous la clavicule, en arrière de l'expiration prolongée et quelques râles crépitants dans la fosse sous-épineuse et aussi quelques râles à la base. Du côté gauche, on entend seulement en bas et en arrière près du rachis quelques frottements Rien au cœur.

Le 2 mai, après une amélioration survenue progressivement, on constate qu'il n'y a plus de liquide appréciable dans le péritoine, et à la palpation on sent seulement quelques masses dures bosselées indolentes. Les fonctions digestives sont régulières , l'état général excellent, et la malade quitte l'hôpital le 4 juin en bon état de santé.

Comme dans beaucoup d'observations précédentes et bien que les poumons aient été touchés, on peut dire que le pronostic est bon puisque la malade sort pour ainsi dire guérie.

CHAPITRE VIII

Méninges

Nous allons toucher ici à une question importante: la cura-bilité de la méningite tuberculeuse. Il y a quelques années, tout le monde semblait être d'accord. La méningite tuber-culeuse peut-elle guérir? Non, répondaient affirmativement les auteurs classiques : « Le diagnostic de méningite tuber-culeuse est un véritable arrêt de mort. La maladie est fata-lement mortelle; et cela dans un délai de quinze à vingt jours en moyenne », écrit Hutinel[1]. Ce qui ne l'empêche pas de citer quelques lignes plus bas un cas de guérison.

Tous les auteurs classiques professent sur cette maladie la même opinion, et cependant, quand on creuse la question, on est étonné du grand nombre de cas de guérison qui ont été publiés[2]. Dans la majorité de ces cas, il est vrai, le dia-gnostic est uniquement basé sur la clinique, c'est dire que la preuve de la méningite n'est pas faite ; aussi les adversaires de la guérison ne manquaient-ils pas de dire, — c'est tou-jours ce même raisonnement que nous retrouvons — du moment que la maladie a guéri, ce n'était pas une méningite, c'était du méningisme ; c'est pourquoi, même les auteurs

---

[1] Hutinel : Traité de méd. et de thérap , t. IX, p. 338

[2] Pour tout ce qui a trait à la curabilité de la méningite tuberculeuse, consul-ter Parrenin: Contrib. à l'étude des cas de méningite tub. considérés comme guéris, thèse de Bordeaux, 1902-1903, n° 65.

qui publiaient ces observations et qui étaient cependant portés à admettre la curabilité, reconnaissaient de bonne foi qu'ils avaient pu se tromper dans leurs déductions et qu'ils n'avaient sans doute eu affaire qu'à des cas de méningisme.

Il est bien évident que, si nous voulons soutenir qu'un individu peut faire de la tuberculose pulmonaire après avoir fait de la méningite de même nature, il faut forcément que nous admettions la guérison possible de cette dernière ; or, c'est ce qui ressort clairement des derniers travaux parus à ce sujet.

Ici encore, comme ailleurs, la clinique avait vu juste, elle avait raison dans ses décisions, ce qui prouve une fois de plus qu'il ne faut pas — suivant une expression de Kelsch — « reléguer aux oubliettes de la science » les opinions basées sur la clinique ; en effet, outre les faits dont nous avons parlé, plusieurs auteurs ont rapporté des cas — nous aurons l'occasion d'en citer — dans lesquels il avait été permis de faire par les lésions constatées à l'autopsie le diagnostic rétrospectif d'anciennes méningites tuberculeuses. Plus près de nous encore, le laboratoire, avec ses différents moyens de recherches de plus en plus précis, permit de porter le diagnostic de méningite tuberculeuse d'une façon formelle, malgré une guérison survenue dans la suite. Comment récuser un pareil diagnostic, alors qu'on arrivait à mettre en évidence le bacille de Koch dans le liquide céphalo-rachidien (examen direct, cultures, inoculations).

On ne peut donc plus dire : « Un examen attentif des faits où l'heureuse terminaison est signalée prouve bientôt que l'observation est incomplète, l'authenticité douteuse, le diagnostic erroné. »[1] mais au contraire : « Nous considérons

1 JACCOUD et LABADIE-LAGRAVE. — Dict. de Méd. et de Chir. pratiques, tom., XXII, pag. 263

comme démontré que la méningite tuberculeuse peut guérir.... vraisemblablement le nombre des cas constatés ira
sans cesse en augmentant et le pronostic s'améliorera de
plus en plus, cependant il restera malheureusement grave.[1] »
Le même auteur met encore en vedette un point fort intéressant et en tire des conclusions très raisonnables. « Les cas
de méningite qui ont guéri étaient tous mal caractérisés au
point de vue de leur nature tuberculeuse. Or, nous avons cité
un grand nombre de cas parfaitement caractérisés, où la
guérison était le principal argument contre le diagnostic ;
si cette objection n'existe plus, les cas précédents conser-
vent toute leur valeur, et il est probable qu'il y a encore à
côté d'eux beaucoup d'autres observations de méningites
aiguës guéries, qui étaient en réalité des méningites tuberculeuses malgré l'absence de symptômes considérés comme
caractéristiques. »

Nous admettons donc la curabilité de la méningite tuberculeuse, ce qui ne nous empêche pas de reconnaître avec
tout le monde la gravité de son pronostic (plus de 15000 individus meurent chaque année en France de méningite tuberculeuse); cette gravité se comprend facilement quand on
songe à la proximité de la lésion tuberculeuse pour un
organe aussi délicat et aussi important que le cerveau ; « la
mort dans la méningite tuberculeuse survient par destruction
de l'ensemble des centres nerveux sous l'influence d'une
toxine tuberculeuse secrétée à la surface de la méninge et
qui va directement imprégner les cellules des centres » mais
la guérison peut malgré cela survenir, « puisque la fixation
de la toxine est lente et la destruction des éléments nerveux
longue à se produire »[2].

---

[1] PAHRENIN. — *Loc. cit.*, pag. 53.

[2] PÉRON. — Méningite tuberculeuse. Archives générales de Méd., 1898, tom.
II, pag. 569 et 575.

On peut aussi rapprocher de ce pronostic défavorable le
fait suivant: dans un cas de méningite, 3 cc. de liquide retiré
par ponction suffisent pour tuberculiser le lapin, tandis
qu'une dose vingt fois plus forte de liquide de pleurésie [1]
n'amène pas la production de tubercules chez le même
animal.

On comprend encore très bien que le pronostic de la
méningite soit sombre quand on partage l'avis des auteurs
qui ne voient dans la méningite tuberculeuse qu'« une granulie à prédominance méningée [2] » ou encore « un épiphéno=
mène au cours d'une infection tuberculeuse généralisée » [3].
Cette manière de voir, qui n'est pas pour nous déplaire, car
elle vient bien corroborer les idées que nous défendons, ne
peut cependant pas avoir la prétention d'englober la totalité
des cas; car, si dans la pathogénie de la méningite tubercu=
leuse la voie sanguine tient une grande place, il ne faut pas
oublier cependant qu'il est d'autres voies d'apport pour le
bacille par l'intermédiaire des oreilles [4] ou des fosses nasales [5].

Nous donnerons d'abord celles de nos observations qui
présentent le plus de garanties au point de vue du diagnostic
et qui rentrent le mieux dans le cadre de notre thèse.

OBSERVATION XXXV [6] (résumée) X. , domestique 17 ans. Entré
le 18 septembre 1901. A la suite d'un traumatisme léger reçu sur la
tête en arrière et à gauche, vives douleurs de tête ayant débuté

[1] BEZANÇON et GRIFFON. — Soc. de Biologie, 1903, pag. 259.
[2] PÉRON. — Th. de Paris, 1895-96, n° 70, pag. 68.
[3] BAILLS. — Contribut. à l'étude du traitem de la méningite tuberculeuse.
Th. de Lyon, 1896-97, n° 44, pag 69.
[4] TOYNBEE disait que la muqueuse qui tapisse la caisse du tympan se compor-
tait comme une séreuse en pathologie.
[5] WEIGERT — Zur Lehre der Tuberculose. Arch. Virchow's, 1878, cité par
Guédon : Des causes de la méningite tub. chez l'enfant. Th. de Nancy, 1892-93,
n° 341, pag. 14.
[6] Gross de KIEL, in PARRENIN : loc. cit. p. 43.

subitement. Dans les jours suivants, vomissements verdâtres, bilieux et peu à peu tous les signes d'une méningite.

Les autres organes sont sains.

Au 3me jour, on pratique une ponction lombaire. On trouva dans le dépôt des leucocytes polynucléaires et des bacilles de Koch, pas d'autres microorganismes.

Deux nouvelles ponctions lombaires furent faites le 8me et le 10me jour ; dans le liquide de ces ponctions, on ne put déceler les bacilles de Koch ni sur les frottis, ni par culture, ni par inoculation.

La dernière ponction détermina une chute de la température. Le malade se rétablit complètement, mais à la sortie, les poumons présentaient des signes indiscutables de tuberculose du sommet. Cependant, dans l'expectoration visqueuse, il n'y avait pas de bacilles.

Le 19 octobre 1902, M. Parrenin a eu de Gross les renseignements suivants : « De janvier à mars 1902, le malade a séjourné dans un sanatorium ; le 4 mars, il avait augmenté de 15 livres ; mais il souffrait encore de temps en temps de maux de tête, qui survenaient brusquement, duraient une heure environ et disparaissaient par le repos au lit ; il les localisait tantôt à la région frontale, tantôt autour des orbites avec irradiations dans la région nasale. Le fond de l'œil était normal, les cavités accessoires du nez, examinées à la clinique des maladies des oreilles et du nez, ont été trouvées intactes ; à l'auscultation on a constaté *au sommet droit de l'expiration prolongée*.

L'intelligence, l'audition étaient normales, actuellement le malade est en voyage ».

Ce jeune homme, ajoute M. Parrenin, est donc encore guéri de sa méningite, mais il présente les symptômes d'un début de tuberculose pulmonaire.

Cette observation ne peut pas être plus parfaite pour nous, le diagnostic de méningite tuberculeuse est incontestable ; cette méningite, qui était primitive, a guéri, et dans la suite le sujet a présenté quelques signes de tuberculose pulmonaire. Grâce aux soins constants dont il a été l'objet, ce sujet sup-

9

porte très bien cette tuberculose pulmonaire et on peut même prédire qu'il en guérira.

OBSERVATION XXXVI [1]. Un caporal d'infanterie âgé de 19 ans entre à l'hôpital militaire de Maëstricht le 2 mai 1892 et présente bientôt les symptômes d'une méningite tuberculeuse : céphalalgie, vomissements, température élevée, pouls ralenti (52 pulsations à la minute) respiration irrégulière, strabisme convergent, pupilles dilatées, insensibilité de la cornée, conjonctivite muco purulente, contracture des muscles de la nuque, des bras et de la jambe gauche exaltation de la sensibilité cutanée, délire tranquille, écoulement involontaire des matières fécales et des urines, etc.

Seize jours après, on constate d'abord une légère amélioration dans l'état du sujet, puis peu à peu les symptômes s'amendent, et, le 15 juillet de la même année, le malade, tout à fait rétabli, quitte l'hôpital.

Cependant, le rétablissement devait être de courte durée. En effet, cet homme revint souvent à l'hôpital, soit pour une laryngite, soit pour une bronchite, et il finit par mourir phtisique, le 18 août 1895, sans avoir présenté de nouveaux symptômes cérébraux.

A l'autopsie, on constata, du côté du cerveau, des lésions méningitiques tuberculeuses siégeant à la convexité et à la base de l'encéphale. Il s'agissait d'un épaississement de la pie-mère, déterminé par une néoformation du tissu conjonctif adhérant à la pulpe cérébriale, dans lequel étaient disséminés de nombreux tubercules caséeux et fibreux.

Dans cette observation encore, le diagnostic de méningite tuberculeuse nous semble indéniable ; la preuve n'a pu en être faite qu'après la mort, mais l'histoire clinique n'en montre pas moins qu'à une tuberculose méningée a succédé une tuberculose pulmonaire ; celle-ci a même présenté une marche assez rapide. Pourquoi ? Nous l'ignorons, les détails

[1] JANNSEN. — Nederl. Tijdsch, v. Geneeskunde 29 fév. 1896 in-*Semaine méd*, p. 128.

sur le genre de vie de ce sujet après sa méningite nous man-
quant. Dans tous les cas, il nous semble qu'on aurait dû lui
éviter la continuation de son service militaire, tandis qu'on
n'en a rien fait, ainsi que le laisse supposer l'observation.

OBSERVATION XXXVII.[1] — Il s'agit d'un jeune homme de 19 ans,
M. B..., dont le père, très robuste, est nerveux, dont la mère présente, sous les apparences de la santé la plus florissante, les attri-
buts du lymphatisme et d'une légère obésité.

Ce jeune homme est, comme sa mère, d'apparence très robuste,
mais cependant très lymphatique. Il ne présente aucune tare de
tuberculose personnelle ou héréditaire ; mais il était employé dans
un bureau où travaillaient également des tuberculeux et où, bien
entendu, les crachoirs hygiéniques sont inconnus.

Au mois de décembre 1897, la maladie débute par une phase pro-
dromique caractérisée par le changement de caractère, qui devient
plus irritable et plus sombre, et par une céphalalgie peu intense.
Ces symptômes étaient d'ailleurs passés à peu près inaperçus, car
on les attribuait à l'augmentation de travail qui survient dans les
bureaux à la fin de l'année.

Cependant le travail lui devenait de plus en plus difficile : il faisait dans ses comptes des erreurs qu'il ne parvenait pas toujours à
retrouver, malgré leur simplicité.

Le 23, M. B... est dans une surexcitation extrême ; il a du délire.
Les parents courent chercher des médecins. J'arrive en même
temps que mon collègue, le Dr Barbary, qui est d'ailleurs obligé
bientôt d'abandonner le malade, ayant dû s'aliter lui-même.

A notre arrivée, nous trouvons M. B... taciturne, répondant très
mal à nos questions, nous disant seulement qu'il a de très gros cha-
grins, qu'il est perdu et se plaignant d'une céphalée assez intense.
Le pouls est à 110, la température axillaire à 38°,1. Il y a eu deux
vomissements alimentaires et bilieux et de la constipation. Nous ne
pouvons faire aucune autre constatation, le malade se refusant à
tout examen. Avec le Dr Barbary, nous pensons à une méningite.
Nous prescrivons du calomel et la diète lactée.

[1] ARDOIN (de Nice). — Cong. pour l'étude de la tuberculose chez l'homme et
chez les animaux, 4e Session, 1898, pag. 855

Les deux jours suivants, il n'y a pas de modification.

Le 26, l'excitation diminue. Je constate de l'inégalité pupillaire, un léger degré de raideur de la nuque. Les vomissements persistent, quoique peu fréquents. La constipation est absolue. Sur l'abdomen, les raies dites méningitiques se dessinent avec la plus grande facilité. Variations subites et constantes de coloration de la face, qui devient alternativement pâle et rouge. La respiration est très irrégulière, tantôt profonde et suspirieuse, tantôt suspendue. Ces symptômes persistent pendant toute la maladie.

La température oscille entre 37°,2 et 37°,7 le matin et 37°,6 et 38°.4 le soir. Le pouls est irrégulier au voisinage de 100 Le malade boit de 1 litre 1/2 à 2 litres de lait par 24 heures. Néanmoins, il s'amaigrit considérablement.

Il se produit au visage et aux mains une véritable éruption de taches de rousseur. Le diagnostic de méningite tuberculeuse s'imposait. Je fais continuer le calomel, que je remplace bientôt par de l'iodure de potassium ; je prescris de la pommade iodoformée. Bientôt le malade ne boit plus que pendant quelques heures de la matinée. Il tombe ensuite dans la torpeur. On lui donne alors de la peptone en lavements

Le 28, surviennent deux évacuations alvines très abondantes, du strabisme et un état syncopal.

Les jours suivants, l'agitation alterne avec la torpeur. La température tombe pour arriver à osciller entre 36°,8 et 37° 5. Le pouls tombe à 60, une fois même à 52. Le ventre se rétracte. Le malade ne parle plus, mais il répond parfois par signes aux questions qu'on lui pose.

Bientôt il prend la position en chien de fusil. Sa salive s'accumule dans son pharynx paralysé et s'écoule par les commissures. Aucune boisson n'est déglutie, sauf quelques cuillerées le matin vers cinq heures Les réflexes sont abolis. Une flamme approchée des yeux ne provoque plus de réaction.

Pendant cinq jours, le malade est dans le coma. La ponction lombaire est repoussée par les parents.

Pour ne pas assister inactif à cette agonie commençante, je pratique, le 10 janvier au matin, une injection de sérum artificiel, pour essayer de sortir, ne fût-ce qu'un instant, le malade de cet état. Je n'avais guère, dans le cas actuel, à me préoccuper du faible danger possible d'une pareille injection et je me proposais d'injecter 500 centimètres cubes ; mais la personne qui m'aidait laissa choir le flacon, contenant la solution au moment où j'avais à peine injecté 60 à 80 centimètres cubes.

Le soir, la température, qui était à peu près normale, ainsi que nous l'avons dit, depuis plusieurs jours, est montée à 39°,7. Le malade avait fait quelques mouvements et avalé quelques cuillerées de lait. A l'examen, on constate que le réflexe rotulien est ébauché.

Le lendemain matin, la température est revenue à la normale. Le malade n'est pas retombé dans un coma aussi absolu. Mais l'amaigrissement augmente d'une manière rapide, pour ainsi dire à vue d'œil.

J'essaie de recourir au gavage. Après avoir placé un ouvre-bouche à demeure, non sans difficultés, je fais un léger lavage de l'estomac, qui ramène une quantité considérable de mucosités et de bile ; puis j'introduis avec la sonde environ 3/4 de verre d'un mélange de peptone, de lait, de bicarbonate de soude. Ce repas est rejeté 8 heures après son introduction, sans avoir subi aucune modification apparente.

Le lendemain, je fais donner un bain sinapisé, qui est mal supporté ; le soir, je pratique une nouvelle injection de sérum artificiel et un nouveau gavage; onze heures après, la température est de 39°,5 ; le malade a des mouvements fréquents ; il ne rejette pas son repas. Quelques heures après, il déglutit même un peu de lait.

Le lendemain 14 janvier, la température est redevenue normale. Le malade continue à se mouvoir et à déglutir quelques cuillerées de lait ; il a de la photophobie ; il répond par un mouvement de la tête à une de nos questions.

Toutes les 24 heures, je continue à faire donner un bain sinapisé et je pratique le gavage.

Le 15, le malade a une selle abondante, fétide, contenant de la peptone qui semble peu absorbée, il répond par monosyllabes à quelques-unes de nos questions. Il boit du lait toute la matinée, la torpeur physique et intellectuelle, encore extrême, étant surtout prononcée dans la seconde moitié de la journée. Je suspends les bains et le gavage.

Le 17, la torpeur est plus grande. Il survient un vomissement abondant, qui évacue du lait caillé non digéré, de la peptone, bien qu'il n'ait plus ingéré de celle-ci depuis deux jours, de la bile et du mucus. J'ordonne un nouveau bain sinapisé.

Le lendemain matin à 11 heures, le malade ayant des nausées, ne voulant prendre aucun aliment, je pratique le lavage de l'estomac qui ramène le café au lait ingéré à 6 h. 1/2 et qui semble stimuler son estomac, car quelques heures après, M. B...., avale plus facilement, prend un potage, réclame même un morceau de pain, qu'il vomit d'ailleurs. Il existe encore de la constipation.

Deux jours après, nouveau lavage de l'estomac, après lequel l'appétit vient très accentué.

Peu à peu, tous les phénomènes s'atténuent progressivement.

Le 24 janvier, le malade se lève ; il mange avec voracité ; il commence à se rendre un peu compte de ce qui se passe autour de lui. Néanmoins, ses facultés intellectuelles ne reviennent que lentement Il y a de longs moments d'immobilité et d'hébétude Mais peu à peu M B... est revenu à son état normal, en conservant cependant un peu d'inaptitude au travail, de la difficulté à faire des comptes, une diminution de l'attention et une plus grande irritabilité Il pouvait être considéré comme guéri, momentanément du moins Il avait un appétit vorace et prenait 4 à 6 cuillerées d'huile de foie de morue par jour.

Le 2 juillet, je suis de nouveau appelé auprès de lui. Depuis 8 jours il est « enrhumé ». Il tousse et crache, sa voix est un peu voilée Il a vomi son déjeuner ; son abdomen est douloureux dans toute son étendue, surtout superficiellement. La température est à 38°,5 le soir ; le pouls à 100. A l'auscultation, on trouve des râles de bronchite limités au côté gauche surtout abondants au sommet, où il existe également de la submatité. Les urines sont rares ; elles contiennent 3 gr. 50 de phosphate par 24 heures.

Nous constatons en même temps un lupus nasal encore peu développé, ayant débuté, paraît il, environ un an auparavant.

Cet état persiste encore 8 à 10 jours, mais irrégulièrement : la température varie de 37°-37°,5 le matin à 38°-38°,5=39°,3 le soir, restant 48 heures à la normale pour remonter ensuite.

Enfin tous ces symptômes disparaissent Il persiste cependant encore actuellement de la submatité du sommet gauche.

Le diagnostic est ici uniquement basé sur la clinique, mais

il nous semble que le tableau est suffisamment complet pour qu'on ne soit pas tenté de le mettre en doute, surtout après ce que nous avons dit au début de ce chapitre. En plus des symptômes énumérés dans l'observation, nous trouvons en faveur de la tuberculose les élévations de température survenues sous l'influence d'injections de sérum artificiel, le lupus nasal signalé à la fin de l'observation, mais qui aurait débuté bien avant, et enfin la tuberculose pulmonaire apparue quelques mois après ; celle-ci semble devoir prendre une marche lente.

CHAPITRE IX

Péricarde

Nous diviserons ce chapitre en deux parties : l'une qui comprendra la péricardite tuberculeuse proprement dite, l'autre la cirrhose cardio-tuberculeuse de Hutinel.

a) La péricardite, comme la pleurésie, peut être sèche, ou à épanchement séro=fibrineux, hémorragique ou purulent. Ces différentes formes, quand elles guérissent, le font grâce à la formation de tissu fibreux, il s'ensuit des adhérences, en un mot une symphyse. Ce mode de guérison est ici mal= heureusement moins favorable que pour les autres séreuses ; cette symphyse apporte en effet une grande gêne au fonction- nement ultérieur du cœur et influe fâcheusement sur l'organisme du sujet qui en est porteur, car une *asystolie immanente* le menace constamment Le pronostic de ces péricardites, qui ne devrait pas être mauvais en tant que tuberculose des séreuses [1], en est donc aggravé ; cette fâcheuse influence qu'exerce la symphyse est surtout mar= quée chez les sujets jeunes qui n'ont pas atteint leur com- plet développement, car leur évolution souffre de cette en= trave mise à la régularité de la fonction cardiaque ; mais ici encore il ne faut pas exagérer l'importance de ce facteur, les autopsies ne manquent pas qui ont permis de découvrir

---

[1] C'est le plus souvent une tuberculose atténuée. Voir Manesse : Formes clini- ques de la symphyse cardiaque. Th. de Paris, 1894-95, n° 290, p. 54,

une symphyse cardiaque qu'on n'avait même pas soupçon-
née pendant la vie. Des auteurs ont signalé des cas de
guérison[1], et une guérison absolue avec rétablissement complet de la mobilité cardiaque est, en effet, possible, grâce
au tissu conjonctif graisseux qui sépare d'une part le cœur
du feuillet viscéral du péricarde et d'autre part les organes
voisins du feuillet pariétal. Il se fait en quelque sorte deux
nouvelles séreuses[2].

Il n'est pas inutile de dire que la péricardite tuberculeuse
peut être la première et même la seule localisation tuberculeuse, car le plus souvent la tuberculose péricardique ne
vient que compliquer la tuberculose d'autres séreuses, ainsi
que cela ressort du travail de Vierordt déjà cité; c'est notamment ce qui s'est passé dans notre observation personnelle que nous avons donnée dès le début (IV). Parmi les
faits de péricardite tuberculeuse primitive, admise dès 1872
par Thaon[3], nous pouvons citer ceux de Virchow[4], de Lorain[5], de Riesman[6], de Weill[7].

Si nous cherchions à nous expliquer la pathogénie de la
plupart de ces cas, nous verrions que c'est la voie lympha-

---

[1] Rendu.— Un cas de guérison de péricardite tuberculeuse avec épanchement
abondant Soc. méd. des Hôp 1901, p. 286, et Dumaing : Symph card. d'origine tuberculeuse. Th. de Lyon, 1900-01, n⁰ 113, p. 20.

[2] Bard et Tellier.— Du rétablissement de la mobilité du cœur dans la symphyse totale du péricarde. Revue de Méd., 1887, p. 394.

[3] Thaon — Société anatomique, 1872, p. 632.

[4] Virchow.—Péricardite tuberculeuse à épanchement hémorragiq. sans tuberculose dans les autres organes. — Deutsch, medecin. Woch, 1892, in Pel-
thier : Formes cliniq. de la péricardite tub. Th. de Paris, 1900-01, n° 442,
p 88.

[5] Lorain.—Tuberculose du péricarde. Soc. anat. 1897, p. 413.

[6] Riesman.— Amer. Journ. of Med., 1901, in Gazette des Hop., p. 1037.

[7] Weill — Traité des maladies du cœur des enfants, 1895, p 120 et 121.

tique qui paraît le plus souvent suivie par les bacilles [1], mais ici encore règne bien souvent le *mystère étiologique*.

Disons, enfin, que les faits de péricardite tuberculeuse tendent à devenir de plus en plus fréquents ; Eichorst[2], grâce à l'inoculation, a constaté que sur 17 cas de péricardites séreuses 8 (29 %) étaient d'origine tuberculeuse. Nul doute que cette proportion ne s'accroisse quand on aura appliqué à cette affection les nouveaux procédés de recherches.

Nous n'avons pas dans cette catégorie de faits beaucoup d'exemples à citer à l'appui de notre thèse, nous citerons le suivant, dans lequel l'autopsie montra un commencement de tuberculose pulmonaire.

OBSERVATION XXXVIII [3] (résumée). — Emilie Fr..., 18 ans, en traitement du 7 août 1886 au 14 février 1887.

Parents bien portants. Scarlatine ; rhumatisme articulaire à 9 ans. Bonne santé depuis. Il y a six semaines, toux, point de côté. La malade n'interrompt pas son travail. Depuis 8 jours, douleurs dans les jambes et le ventre, anorexie, constipation. Mictions rares, peu abondantes.

Etat actuel. — Jeune fille pâle, bien constituée. Temp 37°,9. P : 140. R : 34. Matité cardiaque accrue, triangulaire, à sommet au niveau de l'extrémité sternale de la 2e côte. Pointe du cœur non perceptible. Bruits du cœur purs, affaiblis.

Rate petite, un peu d'ascite. Pas de tuméfaction ganglionnaire. Rien de génital. Matité et diminution du murmure vésiculaire à gauche et à droite.

9 août. Traces d'albumine. Matité hépatique, très étendue.

[1] WEIGERT. — Ueber die Wege des Tuberkelgiftes zù den serosen Hohlen. — Deutsch. medic. Woch. 1883, cité par HAYEM et TISSIER, Revue de Méd. 1889, p., 27 et 41.

[2] EICHORST. — Semaine méd., 1895, p. 206.

[3] WEINBERG : Munchner, med. Woch , 1887, p. 936 *in* HAYEM et TISSIER, loc. cit., p. 35.

L'ascite devient considérable. Ponctions répétées. La digitale qui provoque des vomissements et la caféine restent sans action.

Laparotomie exploratrice (on soupçonnait une tumeur du foie). Celui-ci est rouge bleuâtre, pas complètement lisse, mais sans tumeur. Nutrition languissante. L'albumine fait le plus souvent défaut. Pouls régulier 110 144. Matité cardiaque normale. Absence de choc de la pointe. Pas d'expectoration, pas de bacilles dans les fèces. Érysipèle de la cuisse. Mort.

Autopsie (professeur Weigert). Tuberculose des ganglions trachéaux et bronchiques, adhérences des ganglions bronchiques avec le péricarde. Péricardite tuberculeuse adhésive. Pleurite tuberculeuse double. Rares granulations tuberculeuses dans les poumons, dont les sommets sont sains

Reins et foie congestionnés. Quelques granulations tuberculeuses dans le ligament de Douglas.

Mentionnons aussi l'observation de Lorain, dont nous avons déjà parlé et dans laquelle la tuberculose, après avoir envahi l'organisme par une porte d'entrée inconnue, est restée longtemps localisée au péricarde, ainsi que le témoigne l'ancienneté des lésions trouvées à l'autopsie ; celle-ci permit de découvrir des lésions tuberculeuses dans d'autres organes (poumons, foie et ganglions bronchiques) mais évidemment beaucoup plus récentes. Nous ne pouvons donner l'histoire clinique de la malade, car il s'agissait d'une femme atteinte d'un prolapsus utérin pour lequel elle avait été admise à la Salpétrière et où elle mourut sans qu'on ait recueilli son observation.

b) Nous avons vu qu'une asystolie progressive était souvent la conséquence d'une symphyse cardiaque. Cette asystolie, que l'on pourrait qualifier de chronique, se fait souvent dans le foie, et c'est du côté de cet organe qu'est attirée l'attention ; de là un type clinique étudié par Hutinel[1], qui l'a

[1] HUTINEL : Cirrhoses cardiaques et cirrhoses tub. chez l'enfant. Revue des maladies de l'enfance, 1894, t. I, p. 5.

bien décrit le premier, quoique le fait ait été mis en lumière bien avant lui [1] ; en somme, il s'est passé ici ce qui s'est passé pour la maladie de Fernet et pour le rhumatisme tuberculeux.

Comme pour la péricardite simple, l'étiologie est souvent obscure, et comme pour elle il arrive souvent dans cette cir= rhose cardio-tuberculeuse que d'autres séreuses sont prises; voici, du reste, d'après Hutinel ce que l'on trouve générale= ment dans ces cas :

1° Des lésions du cœur et de son enveloppe péricardique.

2° Des lésions anciennes ou récentes des séreuses pleu= rale et péritonéale, qui ont marché de pair avec celle du péricarde.

3° Des altérations caractéristiques du foie, avec le gon= flement de la rate, l'épanchement ascitique, la dilatation veineuse, qui peuvent lui être rattachés.

4° D'autres lésions pulmonaires, intestinales, ganglion= naires, rénales, testiculaires, encéphaliques, etc de nature tuberculeuse.

Nous avons pu trouver deux cas dans lesquels la cirrhose cardio-tuberculeuse avait précédé une tuberculose pulmo= naire, mais ils ne nous satisfont pas pleinement ; dans ces deux cas en effet et pour des raisons particulières la mort est survenue assez rapidement, dans le second même il s'agissait d'une poussée de granulie.

OBSERVATION XXXIX [2]. Paul R. . âgé de 11 ans, était entré le 7 mai au n° 24 de la salle Bouchut. Il n'avait jamais eu d'autre maladie qu'une rougeole assez bénigne et ses antécédents héréditaires sem

[1] Voir l'article d'Hayem et Tissier déjà cité : Péricardite tuberculeuse, Revue de Méd. 1889 p. 35.

[2] HUTINEL. — Cirrhoses cardiaques et tuberculeuses. — Revue des Maladies de l'enfance, 1893, p. 556.

blaient irréprochables. Il était impossible de trouver chez lui trace de syphilis, d'alcoolisme ou d'infection malarienne. Il avait commencé par tousser au mois de janvier, puis il avait éprouvé de la dyspnée, et insensiblement son ventre s'était mis à grossir. Il s'était affaibli peu à peu sans avoir été sérieusement malade à aucun moment ; mais le mal avait marché dans les derniers jours avec une rapidité telle qu'à l'entrée l'enfant semblait mourant et qu'il fallut le couvrir de ventouses sèches et scarifiées.

Le lendemain, l'oppression et la cyanose étaient moins menaçantes, mais il restait une toux quinteuse très fatigante, sans expectoration. Les membres inférieurs, le scrotum, l'abdomen, la face, étaient œdématiés. Le ventre était énorme et sillonné de grosses veines bleues. Le foie remontait à un travers de doigt du mamelon et descendait au-dessous de l'ombilic. Il était lisse, indolore et semblait dur quand on soulevait son bord tranchant.

La rate mesurait 10 centim. en hauteur. L'épanchement ascitique, difficile à évaluer, semblait assez considérable. Le cœur paraissait volumineux, bien que sa pointe fût difficilement perçue ; on n'entendait à son niveau qu'un bruit de galop assez net.

Le sommet des deux poumons était sain ; mais aux bases on constatait un double épanchement pleurétique, remontant à droite jusqu'à l'angle inférieur de l'omoplate, un peu moins haut à gauche. L'urine était rare, foncée, brunâtre et contenait une assez forte proportion d'albumine, environ, 0, 75 centigr. par litre. La face était bouffie, cyanosée, mais pas ictérique ; la langue présentait une glossite exfoliatrice des plus nettes. L'appétit était d'ailleurs conservé, les selles régulières

On se demanda d'abord s'il ne s'agissait pas d'une albuminurie suivie de dilatation cardiaque, de congestion passive du foie et d'anasarque ; mais la sécrétion n'était pas assez troublée pour que cette hypothèse fût acceptée ; bientôt il fallut convenir que le foie et le cœur jouaient un rôle plus important dans l'ensemble symptomatique que le rein.

Le 9 mai, on retira de l'abdomen un litre de liquide ; quelques jours après, une amélioration notable se produisit, l'anasarque disparut, le double épanchement pleural diminua, mais l'ascite et l'hypertrophie du foie persistèrent. Le 17 juin, l'urine était légèrement bilieuse, par contre elle ne contenait presque pas d'albumine.

Le 28 juin, les urines n'étaient plus bilieuses, mais très rares et albumineuses ; la cyanose était intense, le cœur présentait un bruit de galop des plus nets et semblait augmenté de volume, le pouls était petit et fréquent. Foie et rate toujours gros ; épanchement abondant dans l'abdomen et dans les plèvres.

Le 1er juillet, grâce à l'action de la digitale, le liquide semblait avoir diminué partout, mais au sommet droit, on trouvait l'expiration soufflante et quelques râles. L'enfant toussait et maigrissait. A ce moment-là seulement, on se crut autorisé à affirmer l'existence d'une cirrhose graisseuse tuberculeuse. Les accidents dyspnéiques ne tardèrent pas à s'aggraver, et il fallut faire toute une série de ponctions de la plèvre droite. Le 3 juillet, on en retirait 1,250 gr. de liquide ; le 6 juillet, 1 litre ; le 13 : 800 gr.; le 21 : 1,200 gr. Le liquide, très fibrineux, ressemblait plutôt à l'épanchement d'un hydrothorax qu'à celui d'une pleurésie franche inflammatoire Le 4 août, il fallut ponctionner l'abdomen, on en retira 2 litres de liquide.

L'enfant avait beaucoup maigri depuis son entrée. Il était sujet à des accès d'oppression et d'angoisse de plus en plus menaçants. Chez lui, les poumons, les plèvres, le cœur, les reins et surtout le foie étaient gravement lésés, et la tuberculose, qui pouvait sembler douteuse au début, était désormais la seule maladie qui pût expliquer d'une façon satisfaisante ces manifestations multiples. Le 31 août, l'enfant subit une dernière ponction de la plèvre qui donna issue à un demi-litre de liquide. Le soir, pendant le diner, en plein repas, il mourut subitement.

Résumé des lésions trouvées à l'autopsie :

Plèvres légèrement épaissies.

Quelques noyaux tuberculeux dans le poumon droit, rien dans le poumon gauche.

Ganglions trachéo-bronchiques énormes, caséeux et ramollis au centre.

Péricarde très épaissi, adhérant complètement au cœur.

Pas de tubercules sur le péritoine.

Foie tuberculeux, gras et scléreux.

Deux tubercules dans le rein gauche.

OBSERVATION XL [1]. — Jeune femme de 30 ans, envoyée à l'Hôtel-

---

[1] MOUISSET. — In-Thèse de Boutavant : Des formes cliniques des symphyses cardiaques. Lyon 1898-99, n° 148, p. 73.

Dieu par le médecin traitant avec le diagnostic de péritonite tuberculeuse.

· L'ascite était considérable. L'examen attentif de la malade montre qu'il ne s'agit pas d'une péritonite tuberculeuse On discute l'hypothèse d'une cirrhose et la symptomatologie n'est pas en rapport avec cette affection.

Par exclusion, on admet le foie cardiaque, mais pour confirmer ce diagnostic, on ne constate pas de signes de lésions d'orifice, on ne trouvait pas d'antécédents cardiaques.

Cependant la faiblesse cardiaque se révèle par la surdité des bruits, l'absence du choc de la pointe et surtout par l'embryocardie.

M. Mouisset fait le diagnostic de symphyse. Quelque temps plus tard, la malade prend de la fièvre, des accidents pulmonaires surviennent, l'ascite persiste, mais la symptomatologie se complique.

La malade meurt. L'autopsie révèle une symphyse complète, avec épaississement et aspect lardacé des feuillets du péricarde.

En même temps, il existait une poussée de granulie, sur les poumons, sur la plèvre et sur le péritoine

CHAPITRE X

Séreuses articulaires

Dans ce chapitre, nous établirons une démarcation et nous nous occuperons de l'arthrite tuberculeuse, de la tumeur blanche d'une part, et d'autre part du rhumatisme tuber= culeux. L'une et l'autre de ces lésions ont de grands points d'analogie, puisque la deuxième peut même dégénérer en la seconde; nous préférons cependant les examiner à part, car leur étude date d'époques différentes, et en somme leur symptomatologie et leur anatomie pathologique même diffé= rent. En terminant ce chapitre, nous dirons quelques mots des affections tuberculeuses des synoviales tendineuses et des bourses séreuses, nous pourrons même donner des exem= ples où la tuberculose de ces organes a été suivie de tuber= culose pulmonaire.

Pour toutes ces lésions, la pathogénie est évidemment la même, et les hypothèses qui servent à l'explication de l'une peuvent servir à l'explication de l'autre. La voie sanguine est ici une des voies le plus fréquemment suivies par l'infection; les expériences de Max Schüller viennent donner un appui à cette manière de voir, et l'étude du rhumatisme tubercu= leux, que nous assimilons aux rhumatismes infectieux, aux pseudo-rhumatismes, nous permet aussi de dire que c'est l'infection sanguine qui explique le mieux ces phénomènes morbides.

a'. L'anatomie pathologique de l'arthrite tuberculeuse est parfaitement connue, et Volkmann a montré que, très souvent dans ces cas, le point de départ primitif de la lésion était l'os et que la synoviale n'était prise que secondairement. Il est loin d'en être toujours ainsi, et souvent, peut-on dire, c'est la séreuse qui commence, les lésions osseuses n'étant alors que consécutives. Lannelongue [1] pensait qu'une certaine catégorie de tumeurs blanches débutaient ainsi. Voici comment s'expriment Hérard, Cornil et Hanot [2] à propos de cette question : « La synoviale articulaire de même que les gaînes de même ordre, ainsi que Trélat l'a montré, sont le siège de néoformations tuberculeuses indépendamment de toute altération épiphysaire de même nature. » Ollier [3] lui-même, à qui il faut toujours s'en rapporter quand il s'agit de tuberculose osseuse ou articulaire, soutenait que le début par la synoviale était aussi fréquent que le début par l'os. Dans les expériences de Courmont et Dor [4], dont nous avons déjà parlé, la synoviale a été le point de départ de toutes les lésions.

Inutile de dire que nous n'avons en vue dans notre travail que les cas à début séreux; bien qu'il n'existe pas beaucoup de différence entre les deux lésions, qu'elles soient d'origine osseuse ou séreuse, bien qu'elles présentent la même évolution et, à peu de chose près, le même pronostic, les deuxièmes seules rentrent dans le cadre de notre thèse.

Les exemples ne manquent certes pas où des tuberculeux articulaires sont devenus plus tard des tuberculeux pulmonaires, et il arrive fréquemment qu'on trouve dans les antécédents de ces derniers, des tumeurs blanches plus ou moins

---

[1] LANNELONGUE — Arthrite tuberculeuse. Soc. de Chirurgie, 1878, p. 300.

[2] HÉRARD, CORNIL et HANOT. — La phtisie pulmonaire, 1888, p. 112.

[3] OLLIER cité par MAUCLAIRE *in* traité de Chir. et de Méd. opératoire, t. III, p. 359.

[4] COURMONT et DOR. — Soc. de Biologie 1891, p. 130.

anciennes. Nous donnons trois exemples qui rentrent dans cette catégorie.

OBSERVATION XLI (personnelle) [1].— Lydie D..., âgée de 16 ans, se présente le 20 décembre 1895 dans le service de M. le professeur Bosc, se plaignant d'une faiblesse du bras gauche et de douleur au niveau de l'épaule du même côté. Dans les antécédents de cette jeune fille, nous trouvons une fièvre typhoïde à l'âge de 10 ans et une légère bronchite à l'âge de 14 ans. Elle est de tempérament nerveux, jamais de crises.

Son père est un alcoolique avéré avec un tempérament vif, emporté; sa mère est phtisique au 3e degré (elle est morte depuis). De sept frères et sœurs, quatre sont morts en bas âge, les autres se portent bien; cependant une de ses sœurs commence à se plaindre de douleurs dans l'articulation coxo-fémorale (on l'a opérée deux fois et on a porté le diagnostic de trochantérite).

En 1892, Lydie D... commence à éprouver des douleurs et de la gêne fonctionnelle au niveau de son épaule gauche. La malade n'invoque aucune cause pour expliquer cette irritation de la jointure; elle paraît être survenue spontanément; pas le moindre traumatisme immédiat ou éloigné qui pût retentir sur l'épaule.

Peu après le début de l'affection articulaire, la malade s'est aper-çue que son bras gauche commence à maigrir et à faiblir. Il est à remarquer qu'au début, la raideur n'était pas continuelle, mais à certains moments elle s'accentuait à un tel point que la malade ne pouvait pas s'habiller seule. Cette raideur s'augmentait peu à peu, la douleur persistait, l'atrophie s'accentuait et les mouvements devenaient de plus en plus limités Cependant il n'y avait à aucun moment ni gonflement de l'épaule, ni contracture des muscles.

A l'examen, dont nous ne donnons qu'un résumé, on trouve : une jeune fille bien développée, mais avec un faciès de strumeuse, amaigrissement très net du bras gauche (deltoïde surtout), articu-

---

[1] Tous les renseignements qui concernent la malade jusqu'au moment où elle est rentrée à l'hôpital dans le service de M. le prof. Grasset ont été empruntés à la thèse de Mme Selitrenny : De l'atrophie musculaire d'origine articulaire Montpellier, 1895-96, N° 36, p. 31, thèse inspirée par M. le professeur Bosc.

lation très déformée, un certain degré d'ankylose. Point douloureux à la partie interne de la tête humérale.

Après avoir discuté les diagnostics suivants : atrophie hystérique. — Paralysie radiculaire du plexus brachial. — Atrophie musculaire myélopathique. — Amyotrophie primitive. — Périarthrite. — M. le professeur Bosc s'arrête à celui d'arthrite tuberculeuse.

Le 10 mars 1903, Lydie D. ., alors âgée de 23 ans, rentre à l'hôpital dans le service de M. le professeur Grasset, salle Achard-Espéronnier, n° 31 (quelque temps après elle passe au n° 17). Elle nous raconte que depuis son premier séjour à l'hôpital elle a eu une pleurésie gauche il y a trois ans, qui n'a pas nécessité de ponction. Depuis elle s'enrhume facilement l'hiver, et elle tousse quelque peu. Le 6 janvier de cette année, elle a un embarras gastrique d'une durée de 8 jours accompagné d'ictère ; mais à la suite elle garde une grande faiblesse, elle n'a pas pu reprendre son métier de modiste et elle tousse beaucoup plus ; se sentant de plus en plus fatiguée, elle se décide à entrer à l'hôpital.

Elle tousse de plus en plus surtout la nuit et un peu par quintes; la toux est parfois émétisante; elle ne crache pas beaucoup et n'a pas eu d'hémoptysie, elle est facilement essoufflée ; elle n'accuse pas de douleur dans la poitrine, ni d'un côté ni de l'autre; elle ressent quelques picotements dans la gorge, mais sa voix n'a pas subi de modifications.

Anorexie. Digestions difficiles. Constipation.

Elle a énormément maigri et se plaint de sueurs nocturnes.

La température : 37°7 le soir et 36°3 le matin. Le pouls : 104, la tension artérielle : 13.

On trouve à l'examen de la poitrine tous les signes d'une bacillose bilatérale plus marquée à gauche et en voie de ramollissement.

On ordonne le régime reconstituant que l'on a coutume d'instituer chez les tuberculeux, et l'on prescrit des injections de cacodylate.

23 mars 1903. La température, qui était revenue à la normale, grâce au repos, est de nouveau remontée ; on donne de la cryogénine.

30. La cryogénine a agi sur la température sans produire d'effets fâcheux, mais la malade se plaint toujours de vomissements très fréquents et de la toux qui la fatiguent de plus en plus. Les signes

stéthoscopiques montrent que la lésion fait des progrès rapides, malgré le traitement.

8 avril. La malade se sent un peu mieux.

22. On suspend la cryogénine, dont on n'a qu'à se louer comme antithermique. L'appétit est un peu revenu. Les lésions pulmonaires s'aggravent de jour en jour.

27. Depuis quelques jours, de la diarrhée est survenue ; on la combat par le tannin, à la dose de 1 gramme par jour.

4 mai. La diarrhée a cessé et la malade se trouve mieux.

11. Depuis quelques jours, la température est remontée au-dessus de 37° et elle tend à faire de grandes oscillations

10 juin. On trouve encore aujourd'hui une tension à 13, un pouls à 92 dans la position allongée, et à 100-104 dans la position assise. On trouve des râles aux deux sommets, sur une assez grande étendue, mais à gauche, on perçoit un souffle speluncique ; au même niveau, il y a de la submatité, ce qui fait supposer une caverne à parois épaissies. La température oscille dans de très fortes proportions, variant entre le matin et le soir de 2° à 3° ; comme la malade est entrée dans la troisième période et que son état général laisse à désirer, on n'ose pas redonner la cryogénine, à cause des cas malheureux qui ont été publiés, on la remplace par l'antipyrine.

La malade est aujourd'hui encore en traitement ; l'antipyrine a exercé une heureuse influence sur la température, mais l'état général s'aggrave de plus en plus ; l'amaigrissement est extrême et l'auscultation permet de se rendre compte que la tuberculose suit ici sa marche inexorable.

Cette malade, sur laquelle nous avons pu avoir des renseignements médicaux très précis, remontant à plus de huit ans de distance, a donc commencé à faire de la tuberculose dans une articulation, il y a onze ans ; après cette lésion articulaire, une lésion pleurale est survenue ; nous trouvons enfin cette malade en puissance de tuberculose pulmonaire ; celle-ci, malheureusement, est déjà avancée et prend une marche rapide qu'il est impossible d'enrayer. La raison ? c'est d'abord, nous n'hésitons pas à le dire, que la malade a été amenée à l'hôpital trop tard, alors qu'elle aurait dû depuis longtemps être soumise à la surveillance d'un médecin, surtout depuis sa pleurésie ; c'est ensuite que la tuberculose évolue sur un mauvais terrain ; cette jeune fille, ne l'oublions pas, a une hérédité déplorable.

OBSERVATION XLII [1]. = D..., âgé de 32 ans, entré en juin 1874, à l'Hôtel-Dieu, au service de M. Ollier.

Ce malade est d'une constitution moyenne, un peu lymphatique. Il s'était bien porté jusqu'à il y a deux ans, époque où il commença à souffrir du genou droit.

Son genou enfla peu à peu, sans toutefois l'empêcher de travailler ; il y a souffrance par intervalle. Aucun traitement sérieux.

Depuis deux mois, l'affection est devenue plus douloureuse, et a arrêté complètement le malade ; la jointure s'est tuméfiée, il s'est ouvert une fistule au côté interne. Ganglions inguinaux tuméfiés.

En même temps, le malade avait une hémoptysie, et se mettait à tousser, depuis il a pâli, maigri et a perdu l'appetit. On entend des craquements sous la clavicule gauche et de l'expiration prolongée.

Il reste dans cet état pendant quelques jours à l'Hôtel-Dieu, immobilisé sous un bandage silicaté. Son état empirant de jour en jour, on lui propose l'amputation, qu'il accepte.

L'amputation est faite au 1/3 inférieur de la cuisse.

A l'examen des pièces, on constate un épaississement de la synoviale, qui est transformée en une membrane lardacée, grisâtre, couverte de villosités fermes, renfermant des granulations semi-transparentes et de petits points jaunâtres. La cavité articulaire contient du pus mal lié.

L'examen histologique confirme la nature tuberculeuse.

Revu trois mois après l'opération, le malade était parfaitement portant ; il avait engraissé, ne toussait plus et se trouvait, comme état général, mieux qu'il n'avait jamais été. Obscurité de la respiration à gauche. Plus de craquements.

Ce qu'il y a de remarquable dans ce fait, c'est la guérison, ou tout au moins la forte amélioration survenue à la

[1] ROUX : De l'arthrite tuberculeuse. Th. de Lyon, 1875, n° 166, p. 45.

suite de l'opération. On ne saurait trouver une meilleure preuve de la dépendance de la tuberculose pulmonaire vis=à=vis de la tuberculose articulaire.

Observation XLIII [1]. — (résumée). — Jules-Albert Doublet, 12 ans 1/2, entre à l'hôpital le 27 février 1878. On ne trouve rien de particulier dans les antécédents héréditaires.

Dans ses antécédents personnels on note seulement un écoulement purulent par l'oreille gauche depuis deux ans, qui s'arrête par intervalles et reprend ensuite.

Il y a trois mois, brusquement, sans motif apparent, le sujet est pris d'une douleur assez vive dans le genou gauche ; dans les jours qui suivirent le genou gonfla peu à peu. Il y a six semaines, l'enfant a dû prendre le lit.

A son entrée à l'hôpital, on trouve un amaigrissement du membre inférieur gauche par rapport au droit ; il y a un léger épanchement dans l'articulation du genou, et les mouvements de cette articulation sont très limités. On sent que la synoviale est épaissie; sous l'influence d'un traitement approprié et du repos, l'état local s'améliore, mais le 2 avril une méningite survient qui emporte le malade le 14.

A l'autopsie, on trouve des granulations tuberculeuses dans l'articulation du genou gauche, dans les plèvres et sur la pie-mère. Il n'y en a pas sur le péritoine.

Dans le sommet des deux poumons, il existe quelques granulations tuberculeuses grises, demi-transparentes, peu nombreuses.

« Le mal a débuté par le genou, l'épaississement de la synoviale a été constaté dès l'entrée du malade à l'hôpital, alors que rien n'existait du côté de l'encéphale ni du côté de la poitrine. »

A l'encontre des cas précédents et malgré le traitement institué, la méningite est venue assombrir le tableau; c'est elle qui a emporté le malade. Le poumon, ainsi que l'autopsie l'a démontré, commençait à être pris.

A côté de l'arthrite tuberculeuse, nous pouvons dire un mot d'une autre lésion, moins grave qu'elle en général, nous

[1] Lannelongue. — Société de chirurgie, 1878, p. 296.

voulons parler de l'hydarthrose tuberculeuse. On sait quel rôle important joue le traumatisme dans son étiologie; Landouzy[1], la rapprochant de la pleurésie, pouvait dire : «Ne voyez-vous pas, dans certains cas, à la suite d'un trauma- tisme vulgaire, une hydarthrose se produire chez un indi- vidu en apparence bien portant : hydarthrose traumatique, et lorsque vous ouvrez l'articulation, que vous faites l'arthro- tomie, vous trouvez une hydarthrose tuberculeuse avec les bacilles caractéristiques de la tuberculose. »

Comme pour l'hydrocèle, la bénignité de la lésion ne donne pas très souvent l'occasion de constater une tubercu- lose pulmonaire dans la suite. Nous donnons, ci-dessous, une observation où la tuberculose pulmonaire n'a pas été constatée, mais suffisamment intéressante tout de même pour mériter d'être reproduite :

OBSERVATION XLIV[2] (résumée). — M..., soldat au 7e cuirassiers, 24 ans, entre à l'hôpital du Val-de-Grâce le 9 janvier 1884.

D'une constitution robuste, cet homme avant son entrée au ser- vice exerçait la profession de cultivateur et n'avait jamais été malade. En 1884, il a été soigné à l'hôpital pour une fièvre typhoïde, puis pour une pleurésie qu'il contracta pendant sa convalescence, qui dura trois mois. C'est à son retour, vers la fin du mois de décembre de la même année, que M...., commença à ressentir des douleurs dans le genou droit ; les mouvements étant devenus très pénibles, il fut bientôt dans l'impossibilité de continuer son service.

Au moment de son entrée à l'infirmerie, le genou était devenu le siège d'un gonflement très marqué ; sous l'influence du repos et de quelques applications de teinture d'iode, ces symptômes diminuè- rent peu à peu et la douleur disparut.

Cependant, comme la guérison restait incomplète, on dut l'en-

---

[1] LANDOUZY — Pleurésie *a frigore*, Gaz. des Hôp., 1887, p. 155
[2] OUDAILLE. — De l'hydarthrose tuberculeuse. Th. de Paris, 1884-85, N° 27, p. 27.

voyer à l hôpital du Val-de-Grâce, où il fut reçu avec le diagnostic
d'hydarthrose du genou. Des pointes de feu furent appliquées sur
l'articulation et le membre placé dans une gouttière qui laissait
libre la partie antérieure et permettait de faire de la compression
avec de l'ouate et une bande de caout houc. Peu à peu, le liquide
diminua et l'amélioration était très notable, vers le 25 janvier,
quand tout à coup, le 26, le malade fut pris d'un violent frisson.
Peu à peu apparurent tous les symptômes d'une méningite. On
évacue le malade sur un service de médecine, où les symptômes
de méningite s'accentuèrent de plus en plus ; le malade mourut
le 18 février 1883.

L'autopsie révèle les lésions caractéristiques de la méningite
tuberculeuse La synoviale du jeune malade présentait à sa surface
une éruption miliaire uniformément répandue sur toute son étendue et qui se montrait un peu plus confluente au voisinage des os.
Du côté des os et des cartilages ainsi que du côté des ligaments et
des ménisques interarticulaires, il est impossible de trouver aucune
trace d'altération.

Nous trouvons dans cette observation une fièvre typhoïde
dont la convalescence dura trois mois, ce qui est déjà anormal ; pendant cette convalescence le sujet contracte une
pleurésie ; peu de temps après, survient une hydarthrose et
enfin une méningite qui emporte le malade. Il nous paraît
logique de rapporter à la même cause toute la série des
manifestations morbides qu'a présentées ce sujet et nous
sommes fortement tenté de faire de sa fièvre typhoïde une
typho bacillose, déterminant au bout de quelque temps une
localisation pleurale et plus tard les deux autres localisations
toujours séreuses (articulaire et méningée).

Nous verrons que l'éruption miliaire qui a été trouvée à
l'autopsie sur la synoviale a été vue plus d'une fois dans des
cas de rhumatisme tuberculeux.

b) Les auteurs anciens, avec leur sens clinique remarqua-

ble, avaient eu connaissance du rhumatisme tuberculeux[1] ;
mais on n'avait pas attaché une grande importance aux cas
publiés, jusqu'à ce que Poncet, par ses communications et
ses articles, vînt de nouveau attirer l'attention des cliniciens
sur ce sujet : « Peut-être, comme le dit cet auteur, cette
question de mots "incompatibilité de la diathèse rhumatismale et de la diathèse tuberculeuse" pour se servir d'un
langage déjà lointain, a-t-elle nui à la conception du rhumatisme tuberculeux. »[2]

Avec les idées qui tendent à faire de la tuberculose une
maladie infectieuse au premier chef, il fallait bien admettre
que celle-ci peut, à l'exemple de toutes les infections[3], faire
du pseudo-rhumatisme ; « la tuberculose est une maladie des
plus infectieuses, dit en propres termes Poncet[4], et comme
toute infection générale elle peut s'accompagner de manifestations articulaires, tendineuses, etc...». C'est absolument
la même idée qu'exprime Patel dans un article paru dans
la *Gazette des Hôpitaux* de 1902[5]. Laveran avait déjà dit il
y a longtemps: « Il n'est pas étonnant de voir la tuberculose, qui se localise si souvent dans les séreuses viscérales,
envahir quelquefois les séreuses[6] articulaires.»

Avec Poncet, nous admettons toutes les formes dans ce
rhumatisme, tous les degrés « depuis A jusqu'à Z : A dési-
gnant la simple arthralgie, la simple fluxion de la synoviale ;

[1] Pour tout ce qui a trait au rhumatisme tuberculeux, voir la revue générale que MAUCLAIRE a fait paraître dernièrement dans le Bulletin médical, 17 juin 1903, p. 567, et la thèse toute récente de Mlle TOMPOFOLSKY : Essai sur le rhumat. tub., Montpellier 1902-03.

[2] PONCET : Rhumatisme tuberculeux, Gaz. des Hôp., 1901, p. 817.

[3] BOUCHARD *in* BOURCY : Des déterminations articulaires des maladies infec-tieuses. Th. de Paris, 1882-83, n° 131.

[4] PONCET : Du rhumat. tub., Bulletin médical, 1902, p. 1057.

[5] PATEL : Rhumat. tub. chez l'enfant, Gaz. des Hôp., 1902, p. 399.

[6] LAVERAN : Tuberculose aiguë des synoviales, Progrès médical, 1876, p. 728.

Z la tumeur blanche avec tous les désordres qu'elle produit dans l'article[1] » ; et en effet la clinique nous fournit des exemples de tous les types depuis le plus aigu et le plus polyarticulaire jusqu'au plus chronique et au plus déformant.

« Pourquoi — disait M. le professeur Rauzier[2] en 1894, à propos d'un cas de rhumatisme aigu blennorragique — opposer comme on le fait d'une façon trop absolue le rhumatisme aigu (généralisé, mobile, erratique, passager, fébrile, curable par la médication salicylée) aux pseudo-rhumatismes (mono ou oligo-articulaires, tenaces, apyrétiques, résistants au salicylate ?).

Pourquoi distinguer d'une façon trop exclusive et sans tenir compte des cas intermédiaires l'infection rhumatismale proprement dite, à localisation articulaire habituelle et prédominante, des autres infections qui atteignent seulement par occasion les articles ? Dans les deux cas il s'agit d'infections générales qui frappent les articulations, pourquoi les manifestations en seraient elles toujours dissemblables ? On le comprend avec peine et notre observation démontre qu'il peut en être autrement. » Ce que M. le professeur Rauzier disait pour la blennorragie, nous pouvons, ce nous semble, le dire pour la tuberculose, et les faits sont là, nombreux, pour nous appuyer.

Pour le rhumatisme chronique, les faits ne manquent pas non plus ; il simule absolument, à un examen superficiel, le rhumatisme chronique ordinaire (Barjon)[3] ; il peut, au point de vue de l'évolution clinique (Bérard et Destot)[4] précéder

[1] Poncet : Soc. de Méd. de Lyon in Lyon Médical, 1900, p. 302.

[2] Rauzier : Cong. de méd. de Lyon cité par Mas : Des cas de transition entre le rhumat. art. aigu et le pseudo-rhumatisme infectieux. Th. de Montpellier, 1895-96, n° 65, p. 10.

[3] Barjon. — Du syndrome rhumatismal chronique déformant. Th. de Lyon, 1896-97, n° 107, p. 54.

Bérard et Destot. — Cong. français de chir. 1897, p. 733.

toute autre lésion tuberculeuse, coexister avec d'autres localisations tuberculeuses pulmonaires ou viscérales, coïncider
avec une tumeur blanche nette.

Poncet[1] est même venu dire à l'Académie de Médecine, le
15 juillet 1902 qu'il existait, au même titre qu'un rhumatisme tuberculeux articulaire, un rhumatisme tuberculeux
abarticulaire ; celui-ci n'ayant que peu de rapports avec la
tuberculose des séreuses, nous n'en parlerons pas plus longuement.

Il fallait, bien entendu, prouver autrement que par la clinique l'existence de ce rhumatisme tuberculeux, effective-
ment c'est ce qui est arrivé L'anatomie pathologique a
démontré pour un certain nombre de cas la nature tuberculeuse de l'affection et elle a fait voir que les lésions différaient
avec chaque type de rhumatisme décrit ; depuis celles
trouvées par Laveran[2] dans son observation classique jusqu'à celles qu'on pourrait trouver dans un cas de simple
arthralgie, toutes les lésions spécifiques de la tuberculose
se rencontrent dans les articulations malades.

Comme pour les autres séreuses déjà passées en revue,
le laboratoire n'a pas tardé à venir affirmer hautement que
la tuberculose était encore souvent en jeu dans les affections
des séreuses articulaires. Egmann[3], dans sa thèse, cite 4 cas
de rhumatisme articulaire aigu tuberculeux avec preuves à
l'appui : dans deux cas, des inoculations au cobaye, du liquide
retiré par la ponction des articulations atteintes, ont produit

---

[1] Voir aussi Gaz. des Hôp. 1902, p 808.

[2] LAVERAN. — *Loc cit.* Voir aussi une observation du professeur Tédenat citée
dans la thèse de Raynier : Essai sur les localisations tuberculeuses dans les
synoviales tendineuses Montpellier, 1882, n° 40, p. 13.

[3] EGMANN. — Rhumatisme articulaire aigu tuberculeux. Th. de Lyon, 1901-02,
n° 58.

de la tuberculose ; dans deux autres, la séro-réaction d'Arloing-Courmont a donné un résultat positif.

Griffon[1], dans un cas, a eu aussi des résultats positifs avec
l'inoculation aux cobayes du liquide retiré par ponction ; il a
de plus trouvé dans ce même liquide une formule lymphocytaire très nette. Nul doute que des recherches de plus en
plus nombreuses ne viennent compléter et augmenter ces
résultats déjà si beaux.

Voilà donc l'existence de ce rhumatisme prouvée ; aussi
peut-on maintenant accepter ce que disait Poncet[2], alors qu'il
s'appuyait uniquement sur la clinique : « à l'heure actuelle,
il est prudent dans les manifestations dites rhumatismales,
surtout lorsque l'antipyrine et le salicylate de soude paraissent échouer, de songer à la tuberculose ». C'est à cette opinion que se range Bezançon[3] quand il dit : « L'application
des méthodes de diagnostic, que nous fournit le laboratoire,
pourra être d'un grand secours; elles devront être pratiquées
en présence d'arthrites dont on ne verra point l'origine et
qui résisteront à la médication salicylée. »

Il est bien entendu que, même si ces manifestations articulaires sont primitives, ce n'est pas une raison pour éliminer la tuberculose, car tous les auteurs (Poncet, Mailland[4],
Bezançon, Barbier[5]) sont d'accord pour admettre que ce
peut être la première manifestation de la tuberculose, ils
insistent même sur ce point.

Le pronostic varie, bien entendu, avec les différentes
variétés de rhumatisme. En faveur de la bénignité rappelons

[1] GRIFFON — Soc. méd. des hôp. 1905. p. 657.

[2] PONCET. — Gaz. des hôp., 1901, p. 817

[3] BEZANÇON. — Pseudo.-rhumat. tub. — Soc. méd des hôp ; 1901, p. 1073.

[4] MAILLAND. — Du rhumat tub Presse médicale, 1901, p. 142.

[5] BARBIER. — Sur les phénomènes extra-pulmonaires de la tuberculose à la
période de germination — Bulletin médical, 1903, p. 265.

les expériences de Courmont et Dor[1], dont nous avons déjà
parlé : par l'injection intra-veineuse d'un *bacille atténué* ces
auteurs sont arrivés à produire des tumeurs blanches ; quelques articulations contenaient des grains riziformes, d'autres
enfin uniquement un liquide séreux. Il y a d'après ces
auteurs un type de tuberculose expérimentale qui corres-
pond au type clinique de Poncet. Griffon, dans sa communication à la société médicale des hôpitaux, attire aussi l'attention sur cette atténuation des bacilles qu'il a observée dans
le fait qu'il publie. Mais ici comme pour les autres séreuses
nous pourrions malheureusement citer des cas où la méningite est venue brusquement terminer la scène[2]. C'est-ce qui
est arrivé dans l'observation suivante empruntée à Bezançon ;
il est curieux de voir la prédilection avec laquelle le bacille
de Koch a dans ce cas frappé les séreuses.

OBSERVATION XLV[3]. — (résumée). — Une jeune femme, jusque-
là bien portante, est atteinte, après une longue période de fatigue
générale, d'hydarthrose du genou, puis d'une série ininterrompue
de manifestations sur le système séreux.

Pendant toute la première partie de la maladie, il s'agit de localisations sur les séreuses articulaires et sur l'endocarde, comme
dans le cas de rhumatisme ou de pseudo-rhumatisme infectieux ;
pendant la seconde, il s'agit de localisations sur les deux plèvres
et sur le péritoine, enfin de localisation ultime sur les méninges,
comme on l'observe si souvent au cours de l'infection par le bacille
tuberculeux.

Pseudo-rhumatisme infectieux , tuberculose généralisée des
sé euses ce sont là en effet, les deux diagnostics que nous avons
successivement portés.

En présence de ce pseudo-rhumatisme, de cette endocardite, de la

[1] COURMONT et DOR. — *loc. cit.* — Dor Soc. méd. de Lyon. Lyon médical,
1900, p. 407.

[2] PONCET, — Lyon médical, 1900. p. 302.

[3] BEZANÇON. — *Loc. cit*. p. 1071.

fièvre à grandes oscillations, nous avons tout d'abord pensé qu'il s'agissait d'une infection par le gonocoque ou par un germe pyogèné analogue au streptocoque, au staphylocoque, ayant, par suite de sa virulence atténuée, une affinité toute spéciale pour les séreuses, en particulier pour les séreuses articulaires.

La constatation d'un liquide séreux dans la plèvre et surtout le cyto-diagnostiç ne tardèrent pas à renverser cette hypothèse et à nous faire admettre le diagnostic de tuberculose qui, seul, peut expliquer la longue durée et l'évolution de la maladie, les résultats de l'examen cytologique du liquide, la splénomégalie.

Et Bezançon ajoute : « Ce diagnostic de tuberculose qui s'impose, si l'on ne considère que les manifestations pleuro= péritonéales et méningées, eût paru singulièrement témé- raire, il y a quelques années, appliqué aux accidents de pseudo-rhumatisme qui ont caractérisé la première phase de la maladie.

Dans l'observation suivante, nous voyons très nettement une tuberculose pulmonaire succéder à un rhumatisme de même nature.

OBSERVATION XLVI [1]. — (résumée). — J. J..., 49 ans, voitu - rier, entre le 29 juillet 1901 à l'Hôtel-Dieu de Lyon.

Antécédents héréditaires — Frère mort en 6 jours, probablement d'une pneumonie Mère vivante et bien portante. Une sœur morte à 26 ans de tuberculose pulmonaire.

Antécédents personnels. — A 14 ou 15 ans, polyadénite cervicale, qui disparut sans traitement ; à 28 ans sciatique, qui guérit rapi- dement Rhumes fréquents qui ont toujours complètement guéri. Jamais d hémoptysie Marié et père de six enfants bien portants. Ethylisme

Au mois de juillet 1900, il présente des localisations articulaires de tels caractères qu'entré à l'hôpital, il est considéré comme atteint de rhumatisme articulaire aigu. La médication salicylée ne donna

[1] PONCET. — Lyon Médic. 1901, t. II, p. 594, et Gaz des Hôp. p. 1181.

pas de résultats. Lorsqu'un mois après il quitta l'hôpital, le genou et le cou-de-pied droit étaient encore le siège d'un peu de gonflement indolore.

Pendant près d'un an, il resta bien portant, mais le 26 juin 1900 il est pris tout à coup, sans cause appréciable, comme au mois de juillet précédent, des mêmes accidents articulaires. Nouvelle entrée à l'hôpital et nouveau diagnostic de rhumatisme articulaire aigu, avec localisation seulement au genou et au cou-de-pied droits. Le salicylate de soude, l'antipyrine, restèrent encore sans action nette. L'allure des lésions articulaires fémoro-tibiales devient bientôt telle que le malade est envoyé en chirurgie dans mon service.

Par une ponction on retira de l'articulation du genou un liquide séreux légèrement louche qui, injecté à un cobaye, le rendait tuberculeux. La séro-réaction, pratiquée à la même époque par M. Paul Courmont, donnait aussi un résultat positif.

En même temps, l'état général devenait moins bon. J. J. . toussait, maigrissait, il avait de l'inappétence, des sueurs nocturnes abondantes ; enfin l'auscultation des poumons révélait des râles fins et des craquements aux deux sommets, surtout à gauche.

Il est plus que probable que les deux poussées de rhumatisme qu'a eues le malade en question étaient de nature tuberculeuse, personnellement nous n'en doutons pas ; cependant on pourrait soutenir qu'il y a eu d'abord du rhumatisme vrai, et qu'à la suite est survenue la tuberculose, qui s'est installée de préférence sur les articulations devenues un lieu de moindre résistance, du fait de la première infection. A cela nous répondrons qu'il n'y a contre le rhumatisme bacillaire aucun argument absolu ; les localisations polyarticulaires ? nous savons qu'on peut les voir dans le rhumatisme tuberculeux ; mais contre le rhumatisme articulaire aigu vrai nous avons la marche et l'évolution un peu particulières, l'insuccès constant du salicylate et l'opinion des Anciens, nous ne voulons pas y attacher trop d'importance, mais nous ferons simplement remarquer que ce serait peut-être aller un peu loin que de vouloir soutenir que le rhumatisme a appelé la tuberculose, alors que l'on a soutenu pendant longtemps qu'il y avait antagonisme entre les deux. Enfin, si nous voulions pousser les choses à l'extrême, nous dirions que le rhumatisme articulaire aigu tuberculeux a fait ses preuves (cas de Bezançon), tandis que le rhumatisme articulaire aigu franc ne les a pas faites (en dehors de la clinique). Loin de nous l'idée de le nier, mais nous croyons qu'il existe avec sa caractéristique et ses limites bien tranchées. Pourquoi donc vouloir à tout prix faire entrer dans son cadre des faits qui s'en écartent et qui ne demandent qu'à en sortir, surtout quand une explication plausible vient satisfaire l'esprit.

OBSERVATION XLVII[1]. — En 1860, un jeune homme de 17 ans entra à l'hôpital Beaujon, salle St-Louis N° 3o, se plaignant de douleurs articulaires ayant débuté depuis 3 jours, et siégeant principalement dans les 2 genoux, qui étaient gonflés, douloureux à la pression et présentaient une teinte légèrement rosée

La fièvre était assez vive, le pouls de 96 à 100, la température élevée. M. Gubler diagnostiqua un rhumatisme articulaire aigu, et reconnut des lésions cardiaques concomitantes. Il constata un bruit de souffle au 1er temps avec son maximum à la pointe, ainsi qu'un frottement intense dans la région précordiale.

Point d'autres symptômes de lésions viscérales.

Après quelques jours d'un traitement approprié, les phénomènes aigus du rhumatisme s'apaisent; la fièvre tombe, les genoux se dégagent; seulement les bruits de frottement péricardique persistent au même degré. Puis on voit se produire tous les signes locaux et généraux de l'hypertrophie aiguë du cœur.

Au bout de quelques semaines, le sujet commence à être pris d'une toux sèche sans que l'auscultation et la percussion révèlent

---

[1] POWEL. — Essai sur le pseudo-rhumatisme articulaire dans le cours de la diathèse tuberculeuse, Th. de Paris 1874, N° 229, p. 7.

encore aucune modification notable du parenchyme pulmonaire. Mais plus tard on découvre quelques sibilances, quelques froissements pulmonaires, une légère diminution du murmure vésiculaire et de la résonnance avec de l'expiration prolongée. Enfin ces symptômes s'accusent plus nettement, et c'est alors que M. Gubler songe à une relation entre ces phénomènes pulmonaires et les antécédents articulaires et cardiaques qui les ont précédés.

En quelques mois l affection cardiaque parcourt toutes ses phases et le malade succombe.

A l'autopsie, on constate, dans les sommets des deux poumons, des granulations grises et de petits tubercules jaunes dont quelques uns commencent à se ramollir au centre.

Le cœur, énormément augmenté de volume, est entouré d'une double couche de matière tuberculeuse jaune, dont l'ensemble atteint une épaisseur de 8 à 10 millimètres et même davantage par places ; cette couche de substance de nouvelle formation est déposée dans les deux feuillets, viscéral et pariétal, du péricarde, qui sont soudés par du tissu cellulo-vasculaire dans la presque totalité de leur étendue, laissant seulement çà et là de petites lacunes ou cavités, vestiges de l'ancienne cavité péricardique.

Powel fait suivre cette observation des réflexions suivantes: « Il est regrettable que les articulations malades n'aient pas été l'objet d'un examen spécial, la présence de tubercules dans la séreuse péricardique est une preuve suffisante. Comment supposer en effet que, chez un sujet qui n'est pas en puissance de la diathèse tuberculeuse, une telle péricardite se développe comme complication d'un rhumatisme simple? Et si cette péricardite est née sous l'influence de la tuberculose, pourquoi n'en serait-il pas de même de l'affection articulaire ? »

OBSERVATION XLVIII (personnelle)[1]. — Jules C.. ., 45 ans, culti-

---

[1] Cette observation se trouve aussi dans la thèse de Mlle TOMPOFOLSKY déjà citée.

vateur. Entre à l'hôpital le 12 juin 1903, dans le service de M. le professeur Grasset, salle Fouquet n° 22.

Antécédents héréditaires. — Père mort à 74 ans. Mère morte à 42 ans (?), une sœur morte à 48 ans (?), un frère bien portant.

Antécédents personnels. — Pas de maladie antérieure, pas de blennorragie.

Le début remonte à 14 mois, il s'est annoncé par des douleurs dans les deux épaules, suffisamment fortes pour obliger le malade à cesser son travail ; à la même époque, les articulations des pieds sont devenues douloureuses. Pas de fièvre. Au bout de deux mois le malade, se sentant mieux, est allé passer 15 jours à Saint-Laurent-les-Bains, d'où il est revenu à peu près guéri puisqu'il a pu reprendre son travail, mais deux mois après survenait progressivement dans le coude gauche, mais sans douleur, une ankylose à peu près complète, accompagnée d'atrophie musculaire, malgré ce, il continue à travailler jusqu'au mois de décembre 1902 ; à cette époque, les douleurs ont réapparu d'abord dans le coude gauche, puis le coude droit, les poignets et les pieds ; elles ont été très vives pendant deux mois et demi, mais n'ont jamais disparu complètement ; en outre le genou gauche s'est pris depuis deux ou trois mois.

Actuellement, il souffre surtout du genou droit et des deux chevilles, les coudes et les épaules ne le font presque pas souffrir, excepté quand on les mobilise. Le malade tousse et crache quelque peu ; jamais d'hémoptysie. Anorexie et constipation. Insomnie, cauchemars.

A l'examen, on trouve un genou droit, gros et déformé ; les mouvements et la palpation y déterminent une douleur assez vive ; les culs de-sac sont gonflés et empâtés, on a la sensation qu'ils sont remplis de fongosités. Le genou gauche est à peu près normal Les deux chevilles sont un peu augmentées de volume et douloureuses.

Le coude gauche est très déformé et à moitié ankylosé, les mouvements y sont très limités.

Pas de douleur provoquée dans les articulations coxo-fémorales.

A la poitrine on constate, du côté droit et en arrière, de la submatité en sablier, avec des vibrations exagérées au sommet et de l'obscurité ; en avant on perçoit en outre quelques craquements.

Le séro d'Arloing-Courmont fournit un résultat positif.

En présence de ce tableau symptomatique M. le professeur Grasset,

porte le diagnostic de rhumatisme chronique de nature probablement tuberculeuse. Tumeur blanche du genou droit. Bacillose pulmonaire.

Le diagnostic n'est ici basé que sur la clinique, mais bien
des raisons concourent à le rendre vraisemblable. Au
moment où nous avons examiné le malade, il était porteur
des deux lésions : articulaire et pulmonaire ; nous ne pouvons
dire laquelle a commencé, mais, en présence d'une lésion
pulmonaire aussi peu marquée et de la date d'apparition
des douleurs, il est bien permis d'affirmer, autant qu'une
affirmation est permise en pareil cas, que c'est la tuberculose articulaire qui a débuté.

c). Les séreuses périarticulaires, telles que gaînes synoviales ou bourses séreuses, peuvent, elles aussi, être atteintes
de tuberculose primitive, malgré l'opinion de Volkmann[1],
ainsi que l'ont montré Terrier et Verchère [2], Chandelux [3],
Bazy [4].

Elles peuvent, elles aussi, précéder une tuberculose pulmonaire.

Nous citerons une observation d'hygroma et une de synovite tendineuse.

OBSERVATION XLIX.[5] — (résumée). — *Hygroma tuberculeux de
la bourse du psoas; incision; grattage, récidive; coxalgie secondaire.*
— Claude Chap..., 44 ans, carrier.

Antécédents héréditaires : nuls.

---

[1] VOLKMANN. — Cité par Charvot: De la tuberculose chirurgicale. Revue de
chirurgie 1884, p. 662.

[2] TERRIER et VERCHÈRE. — Synovite tuberculeuse. — Revue de chirurgie,
1882, p. 558.

[3] CHANDELUX. — Thèse d'agrégation, 1883, p. 115.

[4] BAZY. — Soc. de Chirurgie, mai 1891.

[5] DURVILLE. — Hygroma de la bourse séreuse du psoas, Th. de Paris, 1895-
96, n° 78, p. 68.

Antécédents personnels : pleurésie il y a 3 ans et tousse de temps à autre.

Début. En mars 1895, le malade a vu se développer une tuméfaction à la racine de la cuisse droite avec douleur. Après un mois de traitement, qui consista en applications d'une pommade fondante et de massage, le malade entre à l'hôpital.

Opération le 8 mai On trouve un abcès froid de la bourse du psoas ; à l'incision, il s'écoule un liquide séreux et des paquets de grains riziformes ; la hanche est absolument intacte.

La plaie se ferme lentement, et le malade sort le 21 juillet avec une petite fistule encore ouverte.

L'examen bactériologique fait par le docteur Chauffard a montré la nature tuberculeuse de l'affection.

Le malade rentre à l'hôpital le 8 décembre 1895.

Etat actuel le 10 décembre. = Quoique amaigri, le malade a conservé une assez bonne apparence ; si l'appétit est diminué ainsi que le sommeil, il n'y a ni sueur, ni fièvre. Urines normales. Au sommet droit, légère submatité et respiration obscure. Ongles hippocratiques. On trouve tous les signes d'une coxalgie à droite.

OBSERVATION L [1] — *Fongosités tuberculeuses des gaînes tendineuses du dos de la main gauche. Guérison par résolution ; ultérieurement, tuberculose pulmonaire.* — Mlle X ... âgée de 20 ans, — Pas de tuberculose dans la famille — Tempérament lymphatique ; pas d'adénites strumeuses, pas d'ostéites. Bonne santé antérieure, sauf un peu d'anémie survenue au moment de l'établissement de la menstruation. Habite la campagne dans de bonnes conditions de confort.

Depuis six mois environ, elle présente une tuméfaction du dos de la main gauche ; tuméfaction qui s'est développée progressivement et paraît maintenant stationnaire. En 1882, cette tumeur a le volume total d'un œuf de poule ; elle n'est pas adhérente à la peau, qui est normale ; elle est molle, faussement fluctuante, étalée sur le dos de la main et formée de nodules agglomérés, du volume moyen d'un petit pois. Elle est située

---

[1] PÉGURIER. — De la prétendue immunité conférée par la guérison d'une tuberculose locale pour la phtisie pulmonaire. Th. de Lyon 1891-92 N° 672 p. 47.

immédiatement au-dessous de la peau et adhère intimément aux gaînes tendineuses. Les mouvements des tendons sont normaux ; pas de synovite tendineuse Il n'y a jamais eu de symptômes inflammatoires, jamais de suppuration. Les os du carpe et du métacarpe paraissent intacts.

La santé générale est satisfaisante ; il n'existe aucun signe anormal du côté des poumons.

On conseilla une opération, à laquelle la malade se refusa formellement. Comme traitement, elle prit du vin iodé, des granules de Dioscoride et fit des onctions de pommade iodo-iodurée.

La tumeur diminua peu à peu. Au bout de huit mois environ, elle avait totalement disparu.

Six mois après sa disparition, il survint une petite toux sèche qui s'accentua peu à peu ; bientôt la toux s'accompagna, le matin au réveil, d'expectoration muco-purulente.

En 1890, on ne constate aucune trace de l'ancienne tumeur fongueuse du dos de la main ; elle a guéri sans intervention chirurgicale, sans suppuration.

A l'auscultation du thorax, on trouve dans la fosse sus-épineuse gauche un léger souffle expiratoire, des craquements humides inspiratoires, un peu de bronchophonie et de pectoriloquie aphone

En octobre 1891, matité au niveau des deux fosses sus-épineuses ; submatité dans les fosses sous-épineuses, diminution des vibrations. Souffle cavernuleux aux deux temps : craquements secs à l'inspiration. Bronchophonie et pectoriloquie aphone. Toux pénible, expectoration purulente.

TROISIÈME PARTIE

PHASE PULMONAIRE

Cette partie de notre travail sera relativement courte ; la grande majorité de nos observations montre, on ne peut mieux, la fréquence de la succession de la tuberculose pulmonaire à la tuberculose séreuse. Il ne faut pas non plus perdre notre sujet de vue ; souvenons-nous que nous traitons du début de la tuberculose pulmonaire par les séreuses. et non de la tuberculose pulmonaire à début par les séreuses. Nous nous bornerons donc, après avoir signalé la fréquence du fait, à voir comment et pourquoi la tuberculose pulmonaire survient après une tuberculose des séreuses.

Nous n'avons pas eu beaucoup de peine à rassembler un certain nombre d'observations montrant que toutes les séreuses sans exception peuvent être prises primitivement et être le signe précurseur d'une tuberculose pulmonaire. Tous les auteurs qui ont traité de loin ou de près de la tuberculose des séreuses ont signalé le danger de voir un jour ou l'autre le viscère pulmonaire atteint ; là est le « nœud de la question »[1] ; on s'est même demandé s'il ne conviendrait pas de modifier la loi de Louis en disant que le développement des tubercules dans un organe quelconque aboutit presque toujours à la tuberculose pulmonaire[2].

[1] DIEULAFOY. — *Loc. cit.* p. 37.
[2] FERNET. — Soc. med. des Hôp. 1884, p. 423.

Un point sur lequel nous devons maintenant insister, c'est
l'intervalle de temps qui s'écoule entre les deux affections,
question très importante au point de vue thérapeutique,
comme nous aurons l'occasion de le voir dans notre dernière
partie. Cet intervalle est très variable et peut être très long,
« la tuberculose des séreuses guérit très bien pour un certain temps du moins »[1], mais il peut même être indéfini,
puisque nous admettons parfaitement, avec la majorité des
pathologistes, la guérison radicale et définitive. Donc, pas
de limites dans le temps qui s'écoule entre le développement successif des deux phases (séreuse et pulmonaire);
elles peuvent se succéder très rapidement « être subintran-
tes[2] » ou, au contraire, être séparées par un plus ou moins
grand nombre d'années. Pour la pleurésie, par exemple,
nous trouvons des observations de Landouzy[3] dans lesquelles
la phtisie pulmonaire est survenue trois mois, six mois, dix
mois, douze mois, dix-huit mois, deux ans, quatre ans, six
ans, seize ans, dix-sept ans, dix-huit ans, vingt-quatre ans
après l'atteinte pleurale. Il est bien évident que ce qui arrive
pour la plèvre peut aussi arriver pour les autres séreuses.

Abordons maintenant une autre question :

Quand la tuberculose pulmonaire fait son apparition chez
un individu qui a présenté dans le temps une tuberculose
séreuse, on peut se poser deux questions :

Est-ce la même lésion qui a continué à évoluer plus ou
moins sourdement, plus ou moins insidieusement et qui s'est
propagée d'une façon quelconque au poumon ; ou bien est-ce
une nouvelle infection chez un individu préparé, mis en état

---

[1] Villemin. — Etudes sur la tuberculose, 1868, p. 152.

[2] Grancher et Barbier. — Traité de Méd. et de Thérap., t. VII, p. 630.

[3] Landouzy, cité par Mayor. De l'avenir des pleurétiques. Th. de Paris, 1886-
1887, n° 181, p. 32 et suiv.

de réceptivité plus grande par une première atteinte bacillaire ?

Les deux opinions sont soutenables et elles ont été soute-
nues l'une et l'autre par différents auteurs.

Dans le premier cas, on admet que les bacilles ne sont
qu'enfermés, endigués, mis dans l'impossibilité de nuire
(microbisme latent) et qu'il suffit d'une cause quelconque leur
permettant de reprendre leur virulence ou de franchir les
barrières que leur oppose l'organisme, pour qu'ils aillent
produire de nouveaux désastres.

Dans le deuxième cas, au contraire, on admet la guérison
totale pleine et entière de la première lésion tuberculeuse,
seulement l'organisme chez lequel s'est produite cette lésion
a subi un changement, une transformation intime ; ses hu-
meurs, pour employer une expression un peu ancienne mais
qui n'en conserve pas moins une certaine signification, ont
été modifiées sous l'influence des toxines, et ce changement,
cette modification, ont fait que ce même organisme est plus
sensible à une nouvelle attaque, plus exposé à une nouvelle
défaite ; c'est un terrain préparé qui ne demande qu'une
occasion favorable pour faire germer à nouveau la graine
bacillaire. « Bien rares sont les pathologistes qui n'admettent
pas que les premières manifestations tuberculeuses prédisposent à des manifestations ultérieures [1]».

A notre avis, il doit y avoir sûrement des faits qui répon-
dent à l'un et à l'autre cas, et suivant les circonstances nous
pensons que l'une et l'autre théorie peuvent être tenues pour
vraies ; Landouzy lui-même ne résout pas le problème et
semble les admettre toutes deux comme vraisemblables.
Quelle que soit l'hypothèse en faveur, il nous paraît inutile

---

[1] ARLOING. — XIIIe Congrès international de Méd. Paris 1900, t. III, p. 384.

d insister sur les causes qui peuvent occasionner l'apparition
de la tuberculose pulmonaire.

Si, au lieu d'envisager la question au point de vue général,
nous prenons maintenant chaque séreuse en particulier, nous
verrons qu'il y a des distinctions à établir. Pour la plèvre
par exemple, la contagion par continuité, simplifie beaucoup
les choses si c'est la première hypothèse que l'on adopte ;
pour les autres séreuses, toutes plus ou moins éloignées du
poumon, il faut, pour soutenir la propagation de la même
lésion, admettre l'intermédiaire de la voie sanguine, rien
n'est plus naturel ni plus rationnel, mais il est probable aussi
que les poumons d'un individu en puissance de tuberculose ne
présenteront pas la même activité de défense que ceux d'un
individu sain, vis-à vis des bacilles de Koch, qui ne manquent
pas, on le sait, dans les voies aériennes de presque tous les
sujets.

Ce qui semblerait toutefois donner un certain appui à la
première manière de voir, c'est que la tuberculose pulmonaire
consécutive à une tuberculose de séreuse, paraît, d'une façon
générale au moins, être en quelque sorte de même espèce
qu'elle. Par ce mot de même espèce, qui paraît un peu
étrange au premier abord, nous voulons dire que cette tuberculose pulmonaire présente dans la plupart de ces cas des
analogies surtout au point de vue pronostique avec la tuberculose séreuse. C'est ainsi que nous avons eu maintes fois
l'occasion de signaler sa marche torpide. Ne serait-ce pas
là une preuve que les deux lésions sont sous la dépendance
d'un même bacille atténué ? [1] « J'ai été frappé, dit Vierordt [2],
de ce que lorsque la tuberculose avait passé d'une séreuse à une

---

[1] COURMONT et DENIS. — De la tuberculose pulmonaire à bacilles atténués. —
Revue de la tuberculose 1897, p. 289.

[2] VIERORDT. — cité par Lasserre, Th. de Paris 1893-94, N° 158, p. 12.

seconde, elle se limitait souvent à ces organes, et, si elle atteignait les autres viscères, n'y faisait que de faibles progrès. »

Avant d'aborder le chapitre suivant, où nous examinerons les déductions pratiques à tirer de notre travail, nous ne pouvons résister au désir de citer les deux observations suivantes, qui montrent admirablement les trois phases que nous nous sommes efforcé de décrire.

OBSERVATION LI [1]. — Une enfant, l'an passé, pendant sept semaines, reste en proie à un état muqueux des plus prononcés, sans localisations ; la convalescence comme la maladie est traînante ; l'enfant en sort plus délicate que jamais. L'automne se passe sans encombre dans le midi ; au commencement de l'hiver, pleurésie *a frigore*. Aujourd'hui ,six mois ont passé sur la pleurésie) l'enfant est grêle, mince, pâle, tousseuse anémique ; la région sous-claviculaire droite = côté de la pleurésie = est le siège d'une induration manifeste et persistante. N'admettez-vous pas sans conteste la même filiation pathogénique pour tous ces phénomènes ?

OBSERVATION LII [2]. — Il s'agit d'un homme de 33 ans, entré récemment dans le service de mon collègue le professeur Jaboulay, qui a bien voulu le soumettre à mon examen. L'odyssée pathologique de ce malade peut se condenser ainsi : à l'âge de 15 ans 1/2, alors qu'il était berger, état infectieux grave, survenu sans cause appréciable, en dehors d'un certain degré de misère physiologique ; une vingtaine de jours plus tard, attaque de rhumatisme polyarticulaire aigu, qui résiste au salicylate de soude et qui dure quelques semaines avec des accalmies plus ou moins marquées ; dans la convalescence, ostéite froide de l'extrémité supérieure du cubitus droit ; quelques mois après, mal de Pott dorsal étendu, coxalgie, etc.

Ces divers accidents se succédèrent dans l'espace de trois ans, de 15 ans 1/2 à 18 ans 1/2, et, pendant les quatre années qui suivirent, la santé de ce jeune homme fut relativement bonne.

---

[1] LANDOUZY. — Typho-bacillose — Semaine méd. 1891, p. 227.

[2] PONCET. — Tuberculose : septicémique, rhumatismale, spécifique ou classique. Soc. de Chirurgie, 1903, p. 405.

A cette époque, nouvelle attaque de rhumatisme articulaire aigu, ostéites suppurées bacillaires du sternum, de l'extrémité supérieure du tibia droit, de l'extrémité inférieure du péroné, etc. ; dans la suite signes évidents de tuberculose pulmonaire, expectoration purulente, crachats striés de sang etc.

Enfin, dans les deux dernières années, abcès froids sous-cutanés multiples, lésions scléro-gommeuses en diverses régions.

Aujourd'hui, cet homme est dans une bonne passe, son passé ne laisse pas de doute sur la nature des accidents de virulence inégale qui sont survenus depuis tantôt dix-huit ans.

Il a présenté, dans ce laps de temps, les trois grandes formes cliniques et anatomo-pathologiques de l'infection bacillaire, forme septicémique d'abord, puis rhumatismale ou inflammatoire simple, et en dernier lieu forme spécifique ou classique.

Si ces observations étaient personnelles, nous nous croirions obligé de les défendre et de soutenir leur interprétation; mais les noms des deux auteurs qui les ont publiées nous dispensent de longs commentaires. On nous accordera facilement, sans doute, que, si Landouzy et Poncet ont pu interpréter ainsi des faits, nous puissions, sans conteste, accepter leur interprétation.

QUATRIÈME PARTIE

DÉDUCTIONS PRATIQUES

Dans cette quatrième partie, qui peut servir de conclusions à notre travail, nous voulons montrer en quelques lignes le côté pratique qui peut résulter de l'étude que nous venons de faire.

Nous avons vu, chemin faisant, que le pronostic de la tuberculose des séreuses, aussi bien que celui de la tuberculose pulmonaire [1] qui lui succédait, était bénin, surtout le premier. Par suite, on doit poser en principe qu'il ne faut, en présence de ces cas, ni désespérer ni se laisser gagner par cette espèce de scepticisme thérapeutique si fréquent quand il s'agit de tuberculose ; nous savons au contraire que la guérison peut survenir souvent, et tous nos efforts doivent tendre vers ce but.

En outre, tous les pathologistes ont dit et répété à satiété que la tuberculose pulmonaire était curable mais à une condition, c'est qu'elle soit soignée dès le début : « quelles que soient les conditions dans lesquelles un homme devient tuberculeux, la tuberculose est curable, surtout dans le début de la maladie. »[2]

[1] COURMONT et DENIS. — Loc. cit

[2] BROUARDEL. — Resanehleco de Tuberklozo, in Lingvo internacia (journal espérantiste) 1903 p. 94 — Nous nous sommes rendu compte, par les difficultés que nous avons rencontrées à faire des recherches dans les auteurs étrangers, combien une langue internationale, comme l'Esperanto, rendrait de services.

Précocité thérapeutique égale pour Landouzy efficacité thérapeutique ; c'est même « une vérité banale aujourd'hui et dont la démonstration est inutile.[1] »

Aussi tous les efforts des cliniciens dans ces dernières années ont-ils eu pour but de pouvoir dépister cette tuberculose au début ; « on ne saurait trop étudier — disait Grancher[2] il y a déjà longtemps — les moyens de reconnaître la première apparition du tubercule dans les poumons. »

Or, si on a bien suivi notre argumentation, on verra que c'est même avant la première apparition du tubercule dans le poumon que nous pouvons porter le diagnostic de tuberculose, et considérer comme des tuberculeux pulmonaires en puissance les sujets qui rentrent dans le cadre de notre étude. Cette tuberculose des séreuses peut être, en effet, affirmée dès ses premières atteintes avant que le parenchyme pulmonaire soit touché grâce à tous les nouveaux procédés de recherches, proposés ces temps derniers et dont nous avons déjà parlé. Retenons surtout : le séro diagnostic d'Arloing-Courmont, le cyto-diagnostic et l'inoscopie. Le séro d'Arloing-Courmont trouve son application toute naturelle, à condition d'employer, pour rechercher la réaction, le liquide épanché dans la cavité séreuse, mais il peut aussi être d'une grande utilité si on se sert du sérum sanguin ; supposons en effet que nous assistons au début d'une affection portant sur une séreuse, que les poumons sont sains, et que le séro d'Arloing-Courmont est positif ; il est plus que probable que c'est bien la lésion en vue qui produit ce résultat. D'après l'étude

---

[1] Grasset et Vedel — Du diagnostic précoce de la tuberculose humaine par les faibles doses de tuberculine, Académie de Méd. 1896 t. XXXV p. 174.

[2] Grancher. — Soc. méd. des Hôp 1884 p. 140.

qui en a été faite, on sait aujourd'hui que ce séro donne surtout des résultats dans les cas de tuberculose bénigne et localisée, ce sont précisément les conditions qui sont réalisées ici.

Une fois en présence de ce diagnostic ferme, il n'y a plus à hésiter, il faut agir et agir vite, en traitant énergiquement ces phases initiales, « c'est dans ces conditions que la curabilité est un fait vrai plus répandu qu'on ne croit[1] ».

Ces individus, qui ont fait quelque part dans une séreuse quelconque de la tuberculose, doivent, nous le répétons, être regardés et par suite traités comme des tuberculeux. En instituant chez eux un traitement énergique et approprié, en leur prescrivant des règles d'hygiène bien comprises, on arrivera d'une façon à peu près certaine à obtenir la guérison de ces formes qui ont par elles-mêmes, du reste, une tendance naturelle à guérir. Ce résultat obtenu et la convalescence passée, il ne faudra pas abandonner ces malades comme on abandonne un sujet qui vient de faire une fièvre typhoïde ou une pneumonie, il faut les suivre, leur donner des conseils, leur inculquer certains principes qu'il serait imprudent à eux d'enfreindre, en un mot les mettre dans des conditions telles que leur guérison ait le plus de chances de durer. Il ne faut pas oublier que ce qui serait sans effet pour un organisme sain est fatigue pour un tuberculeux, ce qui serait fatigue pour le premier est surmenage pour le second[2]. « C'est ainsi que deux jeunes enfants de ma clientèle, raconte Landouzy[3], ont été retirés, sur mes conseils, des établissements où ils faisaient leur

---

[1] GRASSET. - Leçons de Clin. médc. t. II, p. 2.

[2] CISTERNES. — De l'influence de la pleurésie intercurrente sur l'évolution des lésions tuberculeuses pulmonaires. Th. de Paris, 1900-01, n° 642, p. 59.

[3] LANDOUZY. — Pleurésie *a frigore*. Gaz. des Hôp., 1887, p. 156.

instruction, à la suite d'une pleurésie *a frigore*, pour être élevés pendant plusieurs années consécutives à la campagne, devenir des sujets forts, robustes, rustiques au point de vue de la santé et se trouver mis ainsi à l'abri de la généralisation d'une tuberculose primitivement localisée à la plèvre, tandis qu'ils perdaient successivement, de cette affection, leur mère, un oncle, une tante et une sœur.»

Le rôle du médecin n'est donc pas terminé alors que les manifestations locales ont disparu ; c'est à ce moment, au contraire, qu'il devient le plus important. On ne devra pas oublier que le maintien de la guérison dans ces cas est précaire et sous le coup d'une récidive, car ce n'est pas par semaines qu'il faut compter quand il s'agit de traitement de la tuberculose, mais par mois et par années. Comme moyens on aura à sa disposition et on emploiera surtout : la suralimentation, l'aérothérapie et le repos ; c'est là, on le sait, ce qui fait les succès des sanatoriums, ce qui leur permet d'établir de si brillantes statistiques.

De cette façon, on empêchera beaucoup de tuberculeux séreux de devenir des tuberculeux pulmonaires, et ce ne sera pas un résultat insignifiant. Qu'on ne vienne pas nous dire qu'on n'aura pas le temps de l'atteindre, puisque dans nombre d'observations, où ne s'est produite aucune intervention médicale, la tuberculose pulmonaire n'est survenue que longtemps après la guérison de la tuberculose séreuse.

Avant de terminer, nous voulons répondre à une objection : certains esprits trouveront peut-être que nous n'avons fait que contribuer à étendre le champ déjà si vaste de la tuberculose et nous reprocheront d'avoir vu de la tuberculose un peu partout. Nous ne le nions pas, nous croyons, en effet, que la tuberculose est beaucoup plus fréquente qu'on ne le croit généralement. « Si on ajoutait aux tuber-

culoses manifestes les tuberculoses méconnues, latentes ou
larvées, on obtiendrait certainement un pourcentage très
élevé : si tous n'en meurent pas, la plupart sont frappés[1] ».
Le nombre des « tuberculeux sans le savoir » est plus grand
qu'on ne le suppose. Nous n'en voulons pour preuves que
les résultats du séro-diagnostic d'Arloing-Courmont, pratiqué chez des individus quelconques considérés comme sains
et donnant de 30 à 45 % de résultats positifs[2]. Devant de
pareils chiffres on s'est récrié, on a accusé la méthode de
manquer de précision, et cependant, quand on regarde les
choses d'un peu près, il n'y a pas là de quoi bouleverser
les opinions admises jusqu'ici. Brouardel n'a-t-il pas dit
qu'il trouvait dans 60 % des autopsies d'adultes des tubercules guéris, crétacés, fibreux ou cicatrisés au sommet du
poumon, la cause de la mort dans ces cas étant, bien
entendu, étrangère à la tuberculose. Cette même proportion avait été trouvée dès 1850, par Guillot. Sur sept
individus, disait Revillod, un meurt tuberculeux, mais,
ajoutait-il, il ne faudrait pas croire que les six autres en
fussent indemnes.

Ces constatations ne sont pas désolantes, comme on serait tenté de le croire — les mots consolant ou désolant
sont des adjectifs qui ne doivent pas exister entre médecins[3] ; — loin de nous décourager, nous soutenons au
contraire que de pareilles constatations ne peuvent que
nous encourager dans nos efforts thérapeutiques; car, que
prouve cette si grande fréquence de tuberculoses méconnues sinon le grand nombre de tuberculoses guéries ?

[1] Hanot.—Début de la phtisie pulmonaire. Semaine médic., 1895, p. 429.
[2] Voir les communications de MM. Rodet et Lagriffoul à la Société des Sciences médicales de Montpellier, 18 mars 1903.
[3] Landouzy.— Gazette des Hôpitaux, 1887, p. 156.

12

« On dit que la tuberculose augmente, qu'elle est partout, c'est malheureusement exact, mais cette déclaration comprend un correctif propre à consoler l'humanité et à flatter notre amour propre professionnel ; les statistiques se sont accrues de beaucoup de cas méconnus autrefois, et parmi eux quelques-uns ont pu être enrayés par un diagnostic précoce. [1] »

Par conséquent, on peut affirmer que la tuberculose guérit très souvent, beaucoup plus souvent qu'on ne le croit. Aussi nous semble-t-il opportun de répéter cette phrase que Landouzy [2] disait dans d'autres circonstances : « Surtout, Messieurs, ne nous effrayons pas de la vulgarisation de cette idée, de la fréquence de la tuberculose », et de nous demander avec Legrand [3] : « s'il n'est pas temps d'abandonner l'étrange conduite que nous ont léguée les générations médicales et qui s'est perpétuée dans le peuple sous le vocable de la charité. Ne faut-il pas crier le plus tôt possible le mot de tuberculose au malade, à ses parents, à son entourage et briser ce cercle de vigilance à entretenir une ignorance inutile et dangereuse ? »

En terminant notre travail, nous formulerons un souhait: on a vu la facilité avec laquelle nous avons pu réunir un nombre respectable d'observations — nous sommes loin d'avoir épuisé la liste — dans lesquelles une tuberculose pulmonaire avait succédé à une tuberculose séreuse, mais plus on ira et plus ce nombre diminuera à cause des guérisons qu'on obtiendra, et nous souhaitons que sous peu l'édification d'un travail analogue au nôtre soit rendue difficile par le défaut d'observations.

---

[1] Hobbs. — Presse médic., 1903 p. 189.

[2] Landouzy — Pourquoi et comment on devient tuberculeux Progrès médic , 1882, p. 700.

[3] Legrand. — Sur la psychologie du tuberculeux. Bulletin méd. 1902, p. 776.

TABLE DES MATIÈRES

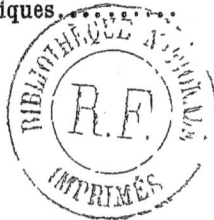

www.ingramcontent.com/pod-product-compliance
Lightning Source LLC
Chambersburg PA
CBHW060554210326
41519CB00014B/3467